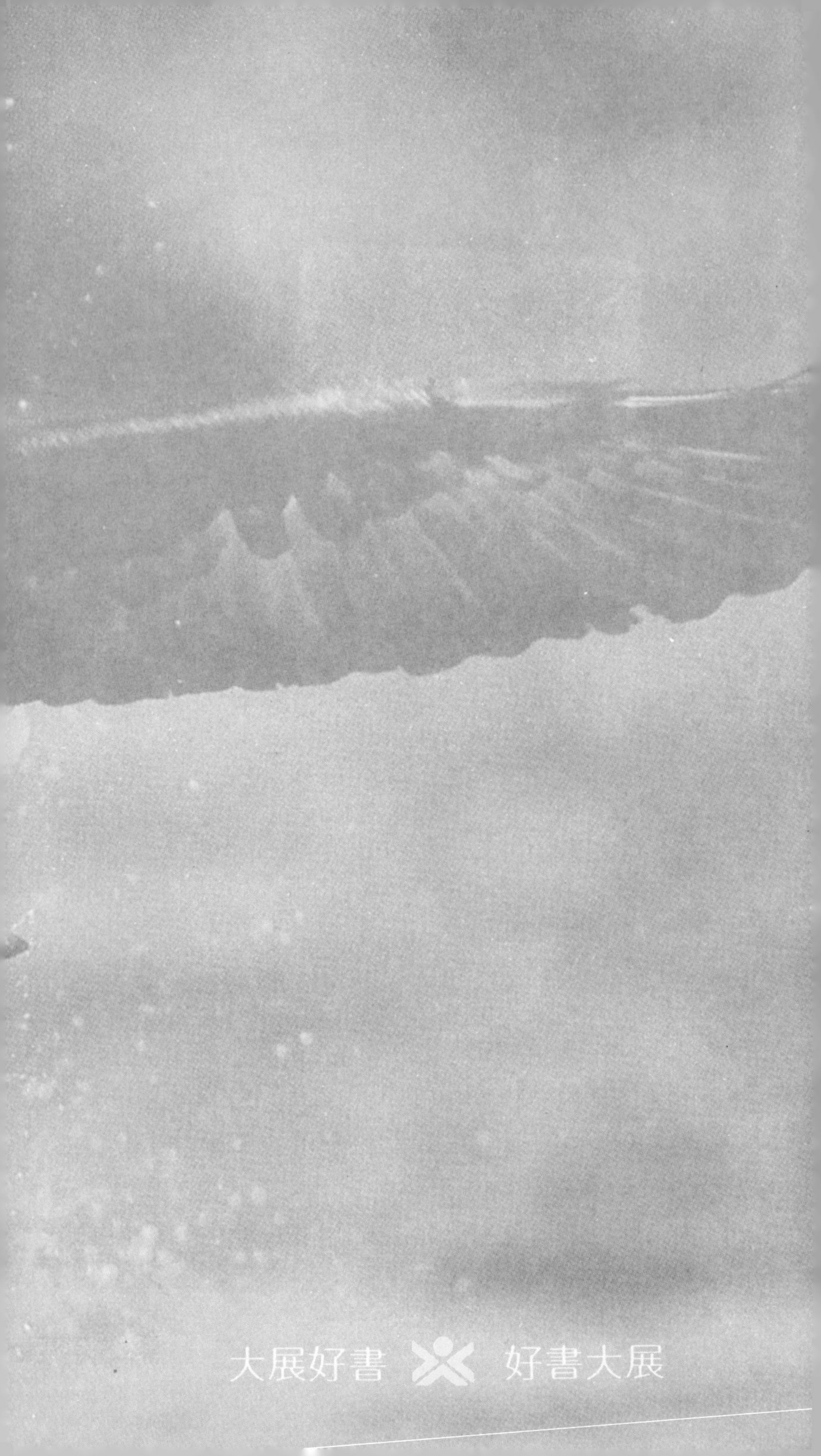

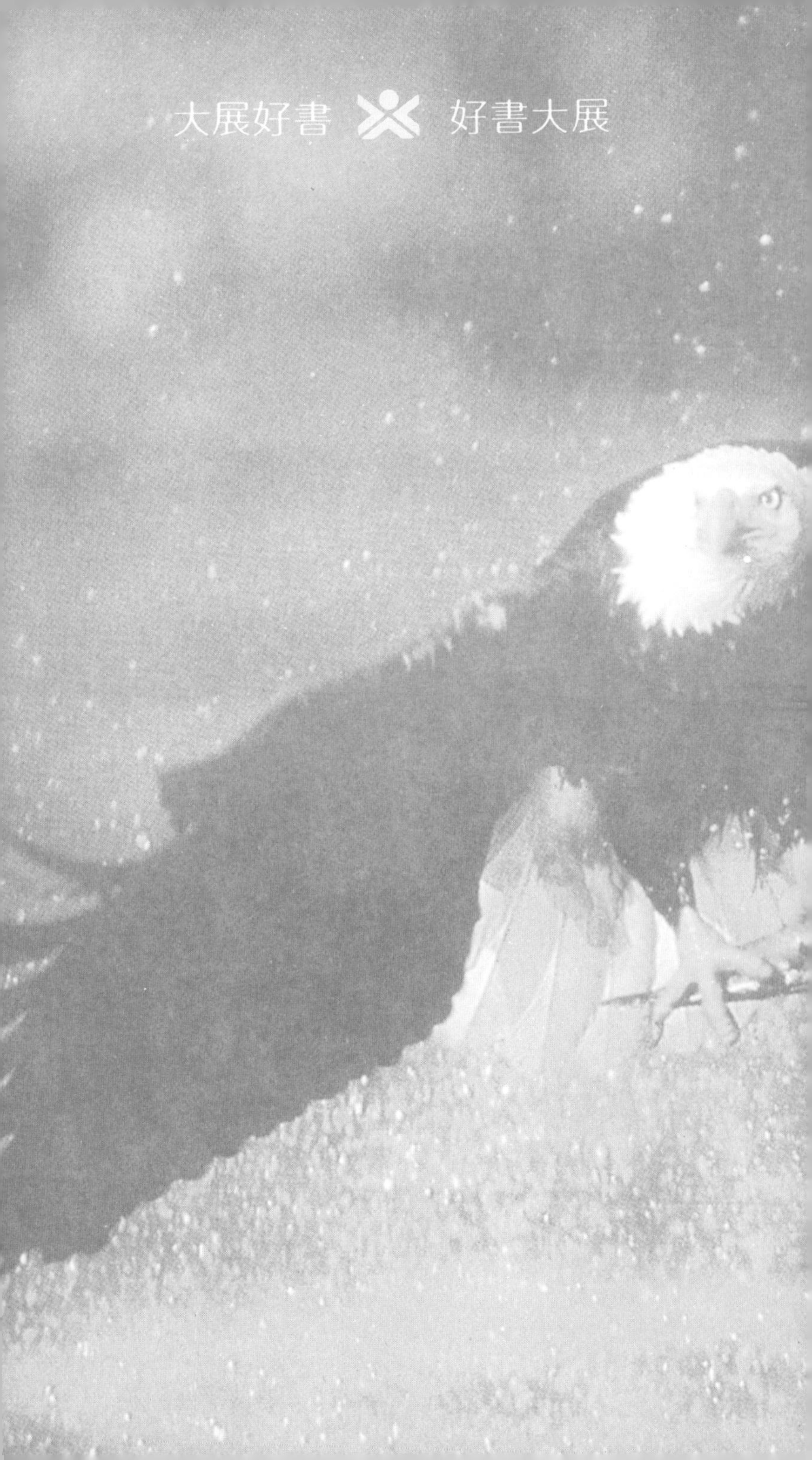
大展好書 好書大展

不會讓病患一臥不起

老人看護指南

柯素娥／編譯

13
建康天地

致本書的讀者

一般都認為，老年人的看護是非常辛苦的，雖然同樣是麻煩，都是每天照顧，但照顧老人時，並沒有像照顧嬰兒那樣，常因為嬰兒的一絲笑容而獲得心裡的安慰，並期待嬰兒成長，享受那份喜悅。

然而，我並不希望造成一種風潮，每個人都給予老人看護否定性的定義，認為父母或其他長輩老後的生活照顧，是一件辛苦至極的事。畢竟，任何人都必須得到平等的對待。

本書是從一些看護的實例，為各位介紹如何更瞭解老年人，如何和他們相處的要點，作為各位今後面臨實際情況時的參考。

關於看護的方法及內容，每個人的情形不盡相同，所以，每一個老年人所適用的方法及內容也全然不同。對稍微年長的人，將其國家、經濟、地域及老年人本身的個性、歷史都包括在內，開始作一番探討，如果本書對老人看護有任何幫助，那將是筆者最感欣慰之事。

至於看護的實務，看護的技術層面及用品，以及其他的資訊，主要是以如何防止一臥不起的情形為主加以整理，而用品及資訊，我也一一介紹了比較有用的用品，各位讀者可多加利用。

對於老年人的看護，最重要的是，看護的人能立即和被看護的人建立感情的交流，雙方能作心靈上的溝通。我祈望能成為一個小小的指引。

目錄

第二章　瞭解老年人的心吧！

第三章　家屬如何做老人看護

明智、開朗、健康，老人看護的15項要點

第一章

在暗中摸索的情形下學會老人看護

老人看護便是對人的探究。
為何？為何？這樣探究下去，
便能開始瞭解人生百態。
改變觀點，即使再辛苦的事也不辛苦了。
任何人都有一天會結束生命，
不需要接受看護。
以下是對明天的自己的預告篇──。

二小時的洗臉僧侶

異常行為也有其原因

在等待交通號誌由紅燈變為綠燈的那段期間，各位知道它一共是幾分幾秒嗎？據說，平均是八十秒。

它好像是考慮了人們在等待的時間內，內心會愈來愈焦躁的因素，而算出不致妨礙交通流暢的秒數，八十秒的間隔，便是這樣決定出來的。八十八歲的F先生，早上洗臉時常讓陪伴他的A太太等上很久一段時間，有時居然超過二小時之久。即使是年輕人，或洗臉很仔細的人，也不會花上超過十分鐘在洗臉上，F先生究竟怎麼回事呢？

他的狀況究竟如何呢？

A太太的日記

一九九〇年四月十日

母親的三周年忌日。櫻花盛開。在一個月內，相繼和公公、婆婆死別，已經過了整整一年。當時，每天只有時間在忙得一團糟的我的頭上，冷酷地經過。公公一天比一天老化的情形愈加嚴重，婆婆看護他實在非常疲累。而自己的母親，又被醫師宣告罹患癌症，只剩下半年的生命。那時候我自己有工作，每天既要維持日常的生活，又要給予他們精神上的支援，常常真不知該如何是好。我只知道拼命地去做眼前所必要的事情而已。因為實在太忙碌了，當然不可能有自己的時間，只覺得時間像流水般不斷地逝去，非常可怕，也令人扼腕。但是，我之所以能度過那段期間，是因為我對於「老化」究竟是怎麼一回

Ｆ先生正確地遵守過去八十多年來一直在做的洗臉手續。首先是將假牙拿掉，放進專用的杯子裡，然後在洗臉槽裡裝滿水，慢慢關緊水龍頭的開關，鄭重其事地洗臉。他從旁邊掛毛巾的桿子上拿起毛巾，很仔細地擦洗，好像連毛細孔都要擦洗乾淨似地，一遍一遍地擦洗。接著，他好像要每一根手指所有的細菌都洗掉似地，仔細地洗著手指，這段時間，大約花十五分鐘。將用過的毛巾掛回原處，花了五分鐘，直到稜角都很平整為止。

當陪他的人覺得終於結束而鬆了一口氣時，卻不是真正的結束。他又鄭重其事地打開水龍頭，將洗臉槽裝滿水，這些動作開始，直到剛才說過的洗臉過程，都再一次正確地做過。

以一次過程十五鐘來計算，他一共做了八次，而且如果不讓他做到正好一次過程為止，看護者儘量又導他

事？是否能設法防止老化？怎樣才能引發出每一天的元氣……等問題非常有興趣的緣故。這樣說起來，似乎有點狂傲，不過，我是隨著興趣及關心的事所驅使，有意地採取了積極看護的路線，或許是這點幫助了我。

現在回顧當時的情景，首先在腦海裡浮現的是：母親、公公及婆婆讓人懷念的臉龐、身影、溫暖的肌膚、動作及表情。別人雖然會向我說：「妳也很辛苦。以現在的時代來說，像妳這樣的晚輩、子女真是少之又少啊！」但是我總覺得，我從看護他們所獲的遠比自己所付出的多。

我在此向各位介紹我當時的備忘錄，不過，人並不是經常都能控制自己，經常能處於最佳狀況。我在此向各位報告的是，一份摻雜了慌張、不知所措、沮喪、混亂、不滿的看護實況。如配合本文閱讀，對各位有所助益，那將是我的一大榮幸。

去做其他令他感興趣的事，他就會一再重複好幾次。

不僅A太太而已，看護者對此時會感覺到什麼？又會學會什麼？

第一階段　應該結束了吧？

第二階段　咦，等一下，為什麼……。

第三階段　是不是每次洗臉後，忘掉自己已經洗過臉了呢？是不是他在毛巾掛上桿子的那一瞬間，重新想到「喔，我要洗臉」呢？

第四階段　周遭的人會覺得奇怪，但本身只不過是忠實地做著自己想到的事而已。也許他是以一種全然的新鮮感或很有意願在做那件事呢！

第五階段　他是不是一直在遵守自己過去所培養的早晨習慣，很有意願地完成這種早晨的儀式，是不是如此的原因，使他很認真地從事洗臉的儀式？

「啊，原來如此！」

我們看來是異常的行動，對被看護者而言，並沒有什麼異常，原因原來只不過是他們腦部的記憶回路已經老化罷了，所以才一再重複同樣一個動作。前述的「洗臉行腳僧」，或許是想要體會爽快感，以致洗了好幾次臉。

她將F先生早上的儀式命名為「二小時的洗臉行腳僧」。二小時，是足夠火車由台北行駛到台中的時間！雖說明稍嫌冗長一點，以例子而言也稍嫌極端一點，但這一連串的行動中，正顯示了老年人拘泥於某種事物的若干行動。

老年人的行動，無論任何情況下都是其自身的意志，也有其理由，探究出他們的意志及希望，便是對其真正瞭解的第一步。如果能知道理由的話，便能想出應付

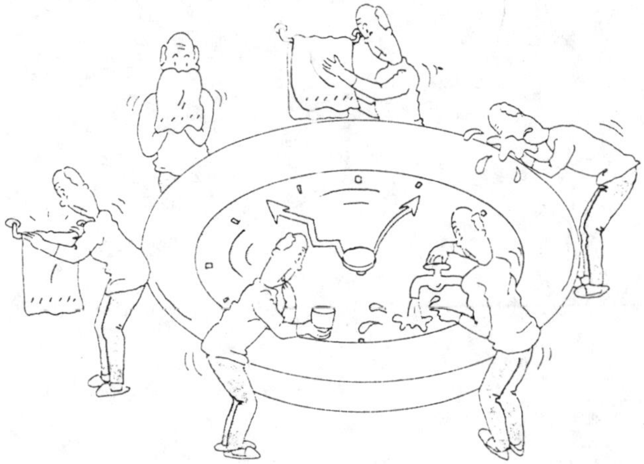

的各種方策。

在此章中，我想以F先生的情況為例，來談談在家庭中看護老年人時，感覺罹患老年痴呆症的老年人有何特徵。

F先生是一位八十八歲才壽終正寢的紳士，可以說是福壽全歸。我在此特別稱他為「紳士」，他生長於一個嚴格的家庭中，身為長子，在那樣的時代下，從幼小時他就似乎已被教導了將來作為一個家長應有的行為規範，凡事需負起責任，以及具有幽默感而不致讓人掃興的會話術、態度，對各種領域、層面都非常關心等等。但另一方面，在家庭中他雖為一家之主，但以生活自立這點來說，卻是近於無能的。他是那個年代男性典型的類型。他有三個兒子，而他自己是服務於銀行的從業人員，活躍於戰前戰後急遽變化、成長的時代，個性卻非常頑固，以嚴謹的自律心一直度過那段歲月。

六十五歲退休後，他和有規律而且很盡心照顧他的妻子，以及住在二樓的長男夫婦、三個孫子等家人一起生活，而從十二～十三年前開始，逐漸出現疑似痴呆症的症狀（有異常的行為），在家庭中引起不小的騷動。

過去一向身體健壯的F先生，對於日常大小瑣事、飲食都很有意願，能積極地應對，是個絕不馬虎的人，而由於年紀漸增，身體也逐漸衰退，而有動作及思考衰退的情形，常常在屋子裡走來走去，不過他的家人對於他的衰老所產生的病態，並沒有看成是一種病症，而認為是由於年齡增長所致，以此原因應對它。

然而，認為老年人的異常行為並不是病症，便是一連串嘗試錯誤的開始，也是以下一連串疑問的開始。

家人已經下定決心，「殺蟲劑」騷動

覺得有危險時便是看護的開始

那是寒冬一個星期六的黃昏。做事情都非常一絲不苟，從來不吃零食的他，不但吃了殺蟲劑，而且吃了不少。他「咔嚓」一聲咬一口便嚥下去，接著又「咔嚓」一聲嚥下一個。

碰巧家人看見這種情景，一時嚇了一跳，有人說：「怎麽可以？」有人大喊：「不能吃它！」但已經來不及了。「怎麽辦？慌張的家人立刻讓他朝下吐出東西，但他本人卻一副若無其事、無動於衷的樣子。

「爺爺，你不覺得有危險嗎？」

家人好像要責罵他似地大喊，他也怒斥大家：

A太太的日記

一九八八年二月二日

傍晚時刻回到家中時，一向斯文而冷靜的婆婆在玄關處露出困惑的表情來迎接我。她每次有這樣的表情時，一定是發生了什麽大事情。果然不出所料，家中真的發生了事情。聽到事情經過的那一刹那，我緊張起來，但我看著引起殺蟲劑事件的主角——公公的表情時，他一副似乎茫然無知的樣子，呆若木雞。我立刻想起女兒小時候引起同樣事件的時候。因為當時十公斤左右的孩子都無大礙，所以我估計體重將近六十公斤的公公應該沒有問題才是，而對於婆婆精神上所遭受的打擊，只能給予安慰，極力安撫她的情形，這點在此時尤為重要。我沒有準備晚飯，趕快查閱育兒書中有關吃下異物時的內容，以尋找解決的方策。今天晚上，公公的身體並沒有產生書中所說的影響，一切便安心了。

「什麼，什麼事啊！」

打電話詢問經常為他看病的醫師如何處置的方法，醫師說：

「如果沒有出現特別異常的行為就不要緊。讓他多喝茶或水吧！」

逼問他為何要吃殺蟲劑，但他連自己吃過那東西都不知道。即使是其他東西，他也是拼命地吃，而且喜歡裝在小碟子裡，坐在榻榻米上吃，這樣的生活習慣令人很傷腦筋。有時居然撿起榻榻米上掉落的食物，塞入口中。

這些不可思議的行動，立刻在家人之間傳開。而他就從那一天起，從過去八十八年以來一直遵守紀律、充滿威嚴的一家之長，變成全家都需經常注意其安全的老人，可以說轉變為幼兒般存在的立場。

▼誤吃時的應急處置

1 讓病患彎腰向前伏倒，然後拍他的背部。
2 讓他側臥，拍他的背部。
3 如果是麻薯卡在喉嚨裡，便將其假牙取下，而在真空吸塵器上裝上細的插管，扳開病患的舌頭，將插管的前端插進去，打開電源，將異物吸出來。

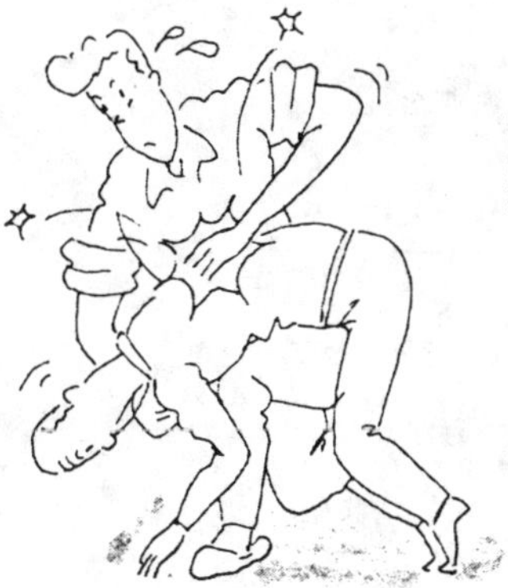

注意事項

- 不可以吃的東西，以及不想給病患吃的東西，不要放在看得見的地方。
- 藥物、殺蟲劑及老鼠藥等，看起來是食品的東西其實最危險，應小心收藏。
- 知道病患誤吃時，就必須立刻詢問經常為他看病的醫師如何急救。
- 視情形而定，有必要時應立刻叫救護車。

腦部的功能及動作不吻合

我們應瞭解他生活能力衰退了當時，他的三餐、排泄、更衣、入浴、步行、交談、理解力等等，已經顯著地衰退了。也就是生活能力的

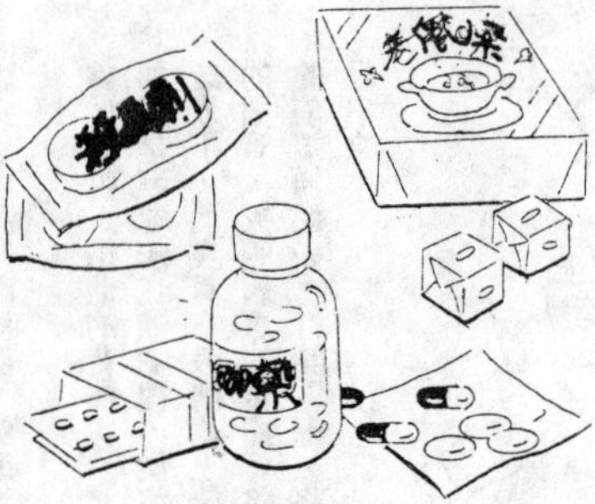

缺乏逐漸變得明顯，而頻繁地引起一些小麻煩。「都是你太懶散的關係！」F先生的妻子常有微詞，這樣責罵他的情形日益增多。但是，F先生對於自己一再犯錯之事，既不會反省也不會辯解，只是周而復始地引起麻煩，弄得人仰馬翻，那是什麼緣故呢？沒有人知道。周遭的人只能搖頭嘆息，而他的妻子也生氣了。

家人開始想到，他會不會是患了老人痴呆症？F先生自己本身，對於自己已經年紀太大而身體及精神上的生活機能已衰退之事，是不是絲毫沒有自覺呢？

這麼一來，一切都能看得清清楚楚了。他實際上雖已高齡八十八歲，但他內心對現在自己的印象仍是過去的，是正值壯年時的自己，身體及精神一切都處於最佳狀況，而且也是一家之主，他的印象中，自己是個從不會做錯事的人。因此，他會和壯年時一樣採取行動，且

A太太的日記

四月一日

今天，公公大小便的時間沒有一定，竟失禁達三次之多，衣服、地板都濕透了。廁所的馬桶也弄得濕淋淋的。如果再這樣下去，到雨季時該如何是好。如果這是公公的玩笑那該有多好。

氣象報告說，梅雨季節過後將會有花季，不過現在最令人擔心的是每天洗好的衣服。今年不知是否可以去賞花？

能做得很好，如果做得不好，那一定是意外。在他看來，開始採取行動便是自己該做的事。

但可悲的是，雖然他採取了行動，但已經老化的肉體及腦部的功能並不能有良好的配合，結果便做錯事。是否這樣的情形便是他行動背後的意義呢？

否則的話，他自己本身應該不會說出抱怨或嘆氣的話語，看來他已經老到連自己的衰老都不曾自覺，不知道自己有多麼老。

「那麼我們讓他自己做，慢慢學習吧。」

「如果他失去想做的意願，那就更不會做了。」

「我們只要從旁協助他即可。」

家人這樣互相商議著，坦然地接受這種情形以應付各種情況。

這種選擇是正確的，因為，他對自己的能力及活力

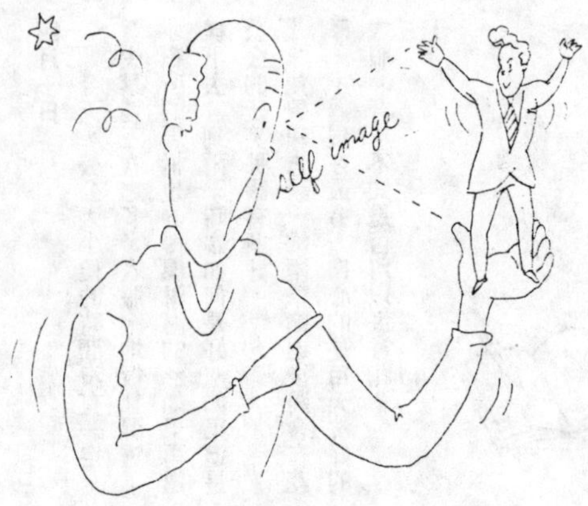

直到死亡的那一瞬間為止似乎都深信不移。

以他本身來看，他可能經常都覺得，日常生活並沒有任何變化，自認為他是一個認真而真摯的人，任何事情都能做。但是，對他來說和以前並無不同的日常生活，對照顧他的人來說，卻日漸需要花費更大的勞力及心力，對生活已造成了極大的變化。

堂堂皇皇的看護宣言

看護時若有設法統一病患意志的推進者就更理想了

A太太是一位有二十年資歷的廣告文案撰寫人。

文案撰寫這個職業，扮演了將企業及商品的特徵、優點傳達給一般消費者好印象的角色。即使是沒有特徵的商品，也要找出來強調某些特色、優點，將它寫成文案。這個工作，可以說是化腐朽為神奇，將普通的事情完全改觀過來，扭轉一般人的印象，給人嶄新而特別的印象，過目難忘。而且，她所創作的文案必須有讓人情緒高昂起來的作用，引起人們的好奇心，所以絕不會創造出給人負面的印象的文案。

Ａ太太這種職業的特性，在她的日常生活中也自然地反映出來，而對她家庭內的人際關係，一直有著顯著的作用。尤其是在不讓年長者不悅這方面，貢獻不可謂不大，她總是小心翼翼地和公公說話，討他歡心。

「對不起，我因為工作的關係晚一點回來。我在客滿的電車中被擠得變成仙蒂瑞拉啦！」

「我的鞋子不知道掉到哪裡去了，所以被車子帶走。」

當時Ａ太太可能因為回家太晚了，才說了一些幽默

Ａ太太的日記

四月二十九日

工作時希望能專心一意集中時間去做，但只能有斷斷續續時間的現在，最大的問題在於如何將這些零碎的時間連接起來。一整天都在注意樓下公公動靜的自己，幾乎已到了一聽聲音身體就會立刻反射性地活動起來。

將工作和看護這兩件事經常都巧妙地配合，而以安之若素的心情去面對現實的問題，我自己也覺得做得很好，一切控制得宜。

話語，本來心裡焦躁不安的家人，聽到她所說的「仙蒂瑞拉」一詞，會在腦海中描繪明顯的印象，而進一步去理解當時擠車的狀況。雖然家人的焦慮不可能因而解除，但是，這樣說總比扭捏的解釋好多了。

在外面有工作的Ａ太太，過去被夾在工作和看護這兩件事中間，在不為人知的情形下，經常一個人獨自苦惱，但有一天，親戚來訪，她竟脫口而出：「我現在開始就要做善事！」在場的人都大吃一驚。她所謂的「善事」，當然是指看護而言，也就是給予婆婆徹底的援助。她表明自己的決心及意志，無論任何事情都能應付，希望公公能得到最好的照顧。

在場所有的人，都對「善事」兩字在腦海中描繪了各種各樣的形象，所有的人都期待Ａ太太發揮她的體貼及實行力。大家都覺得：

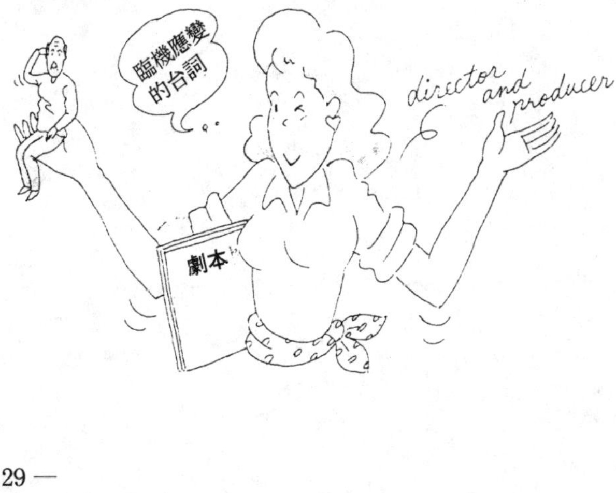

「看起來A一直照顧F到最後一刻為止。」

以A太太來說，大家將一切看護的責任都交給他，但她不愧是個能幹的女性。她以下面的一句話來形容自己的任務，留給大家深刻的印象。

「我是實行部部長。」

看護這件「善事」就這樣開始了，由於那次的宣言，婆婆便完全依賴她，對於看護方面各種狀況的應對方策，A太太也有極大的參與，決定大小事項。而A在看護的想法上，也獲得許多協助，終能一一實現。

注意事項

- 看護者應有自己的原則、做法。
- 如果想遵守自己的日常計劃，控制周遭的魄力非常重要。

・看護的行動宜緩慢，但腦筋必須轉得快。這便是老人看護的秘訣。

破掉的紙門木格

為了防止一病不起便應該創造不剝奪他想動手意願的環境！

面對庭院，有陽台的房間便是F先生夫婦的寢室，大小只有六個榻榻米。幸虧沒有遭遇到戰火的古老庭院，對他們來說可能是唯一讓人賞心悅目的地方。

在陽台和房間之間，開著沒有破損也沒有污跡的紙門，貼上非常好看的日本紙。而和紙門平行擺著F先生的床鋪。紙門和床鋪之間，有坐在床上能站立起來的空間。向陽台走出一步，左邊便是廁所，右邊則有通往客

A太太的日記

五月八日

連休假期結束了，接到緊急的廣告文案工作。早上打了一通很長的電話後，就不必外出接洽事情，我想休息一下大概沒有關係，所以想喝喝茶，也和婆婆聊聊天。但腦海中盤旋的盡是電話洽談的內容。我似乎是個很有服務精神的工作者，即使是現在自己就有工作，也不能那樣做，所以我拒絕了別人盛情的邀約。結果，上午、吃午餐時都和公公、婆婆在一起。而在截稿前一個小時，才坐在書桌前開始思考。真是自作自受，我的胃很痛。但是，一

廳的門。這些都只是三～五步的距離而已。

拿開蓋住身體上的棉被，勉強設法坐在床上面向紙門的他，伸出雙手毫不猶豫地將手指在紙門上。此時，從他所坐的位置來說，是相當高的地方。他雙手的手指緊緊地抓著紙門的木格。當然，紙門的紙就被他的手指弄出幾個洞。他不管這種情形，仍緊緊地抓著木格，他以全身的力量撐起身子，將笨重的身體向上抬起，用力站著。如果膝和腰能互相協調的話，便能成功地站起來，否則，不是木格被他折斷便是將手放開往後仰，但他幾乎每次都成功地站了起來。

早上、中午、晚上及半夜，他為了獨自一人站起來，孤獨地奮鬥著，直到去世前的一星期為止。

對他的家人來說，他這種努力看起來是很令人難過的情景，但大家都故意不幫助他。即使他向後倒下去也

整天婆婆都在觀察丈夫的表情，而在心裡納悶：為何會變成這樣呢？只是默默地繼續照顧公公。這次和婆婆喝茶聊天的時間，是忙碌的工作中最大的快樂。此時，我怎能說我有工作要做呢？

沒有關係，因為倒下去也只是三十公分左右的高度，並無大礙。但事實上，當察覺到他想站起來而將手按在紙門上時，手指用力的同時，好像有什麼人從他的背後將他的腰部扶住，讓他勇敢地站起來……。

獨自一人慢慢地站起來，能很自然地保持這樣的意願，那是因為，他自己本身對自我有這樣的認識：「我是個很普通的老年人，身心健全，並沒有因年紀大而出現異狀。」而對他伸出支援之手的家人則認為：「因為他正在努力使身體恢復健康，所以就讓他覺得自己很健康吧。」正因為如此，他已養成了長年來固定的行為模式，而且手也已經記得抓住紙門站起來，在他的腦海中，已經形成了面對紙門便伸出手的「程式」。

上廁所當然不用說，擦臉、換衣服、移動到客廳去……，無論這些動作的任何一項，抓住木格站起來的習

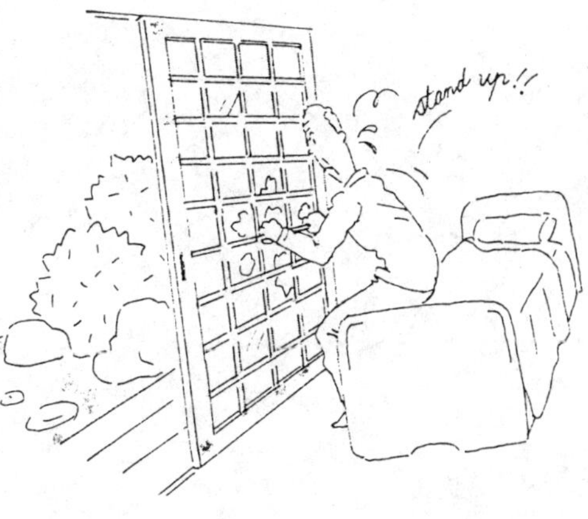

慣，都扮演了極重要的角色。

這件事，讓他一直到臨終前都沒有喪失以一已之力站起來的自信心——雖然後來他一臥不起——成為他生活中力量的基石。

注意事項

・應為病患營造一個安全而寧靜詳和的生活空間。

・床鋪及家具類的位置，不要任意改變比較好。已經成為習慣的家具位置，會使病患的移動輕鬆一點。

忘記盤坐

留下病患能做的事，以改善狀況

從床鋪到客廳自己一向坐的固定座位，大約是十數

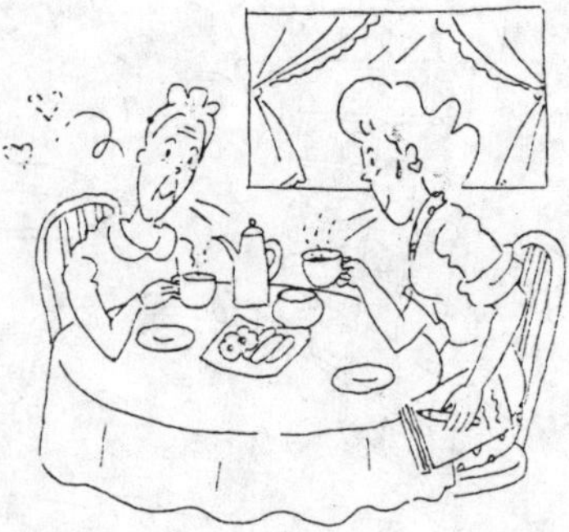

步的距離。每天的步行，多半是抓著東西而走。不知是否心中有不安感，他在找從床鋪到客廳之間手可以抓攀的地方，由自己去開發一條安全的步行路程，可以說他規劃出了一條由手抓著走的路。

令我們很佩服的是，他每天早上都規規矩矩地起床，而且到客廳去的興緻也絲毫未減。

坐上他固定的座位，是他一天的開始，而且是身為一家之主應有的行為，這也許正是他一天之中開始時的一項重要儀式吧！

他大概是覺得：「我早上不到客廳坐一坐的話，一天就沒有開始。」

「早安，今天的報紙！」

不管他看或不看，我們都會拿給他一份最新的報紙。

A太太的日記

五月二十一日

人稍微變得痴呆一點，而所說的話前後有矛盾，或是不知所云，如果別人對他表現出親善之意，和他說話，他會立刻知道，體會到別人的心意。

人與人之間有各種的連繫，所以這個世界才稱爲「人間」。因此，我一直希望讓他受人圍繞著，多和人接觸。

有一天，他雙手支撐著放在桌上，想坐下來，但卻癱軟下來。因為那是有被爐的桌子，所以，他以手支撐桌面而膝蓋先著地，然後便盤坐著，但在被爐前需巧妙地移動身體才行，而他的體重又重，於是，他便用手在背後支撐身體，以往後倒的姿態移動著身體。

我們對他說：「把手伸向桌子，再把腰部抬高即可。」他的腰部終於抬起來了，但之後便不再動了。看他的臉上，似乎顯露了一絲不好意思的窘態，只是微笑著。他的妻子催促他：「快點坐好吧！」他回答說：「嗯，我不知該如何是呢。」然後又看他似乎一臉困惑，窘迫地說：「什麼？我忘掉了盤坐怎麼坐了？」

因為他早上曾發生過這種情形，所以我就不再讓他在榻榻米上坐，改坐有扶手的椅子，這樣他就不必再盤坐了。

▼為何會發生痴呆？

東西放在哪裡呢？突然想不出名字——這些在日常生活中不太會發生障礙，並影響生活的忘記稱為「健忘症」，和真正的痴呆有所區別。

痴呆是一種腦部的疾病。是老人們發生極多的病症。據說其原因是腦血管方面的障礙及老年痴呆。腦血管的障礙是由於腦部的血管發生動脈硬化所引起，而血管的一部份被阻塞，或血管破損引起腦中風，便是其原因。至於老年痴呆，則是腦部的神經細胞組織由於某些原因而發生障礙的一種疾病。很遺憾地，以現在的醫學，對老年痴呆仍無完善的治療法，而且也沒有預防的方法，期待醫療、保健領域的研究人員，能繼續為尋求對策而努力。

注意事項

・有時突然變成無法做過去可以完成的一些動作。例如：不能算錢、忘記路、不會做菜。如果一直持續發生這些情形的話，便應多加注意，希望能善加觀察。

經常都有自己仍未退休的年輕意識

多和外界接觸

「自己絕對不算老！」

F先生一直有這樣的自信。

在他去世前的六年，有大約二年的時間，每月一次他和A太太一起搭乘電車，到需二十分鐘車程位於市中心內的瑜伽教室，去練習瑜伽。在陪當時已八十二歲的他到瑜伽教室去時，A太太已經和瑜伽課的老師談了許

A太太的日記

六月十一日

這二、三天，二女兒不知為了何事正在苦惱著。

可能是有關和朋友的人際關係問題，而他很想和我談一談吧。我真希望有多一點的時間。但如果和她談話的話，外面的工作、家事、寫稿等一大堆事情，就根本抽不出時間來做。一到晚上便精神不濟的我，只要鬆一口氣便容易睏倦，所以不得已只好對她說：「我明天再聽妳說。」就這樣過了幾天，不知她是否好些了？

公公看來很有精神。

多，並已獲得來班上課的許可。

那是每月一次的瑜伽練習，不過他很早便將身體狀況調整好了，需要帶去的用具，也全部準備妥當，並先練習了一些姿勢。在教室裡，他和一些年輕的婦女及二、三位男士一起上課，老師認為他的動作做得不夠靈活，每次都顯得很笨拙，對於這樣高齡的F先生，周遭的同學都以熱情的語言來支持他，當然，F先生也非常得意，他當時那種向事物挑戰的態度，似乎是心中有了年輕意識，自認為仍是青年所致。

由旁人看來，他的肌肉僵硬，動作也笨拙遲緩，但至少他絲毫沒有自己做得好或不好的意識，也沒有和別人比較的意思。然而，當他在擺出姿勢的中途，會露出一絲羞澀的表情，這是不是意味著，他的心情有所動搖呢？但是，「如果要做一定做得到」這點，對他來說與

▼以瑜伽的腹式呼吸消除疲勞

●金魚的姿勢

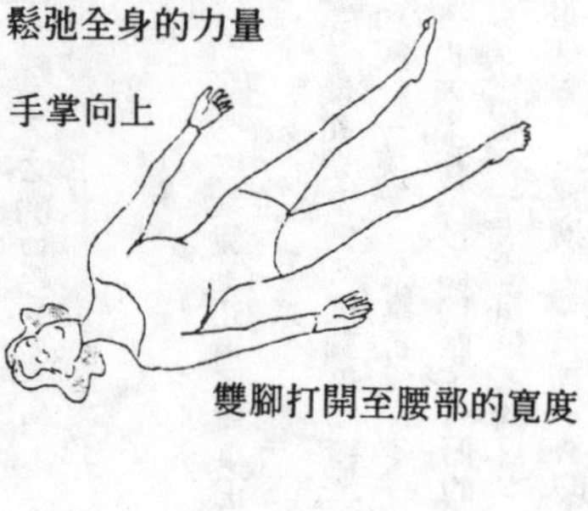

仰臥在床上，好像將身體委諸於地球的引力一般，放鬆全身的力量，以很輕鬆方式進行腹式呼吸。雙腳需張開至

其說是自覺，還不如說是理所當然的心情。這種態度，在數年後的日常生活中，他仍是一直貫徹到底。

「要不要我幫忙呢？」

「要拿什麼？」

「沒問題吧？」

「什麼事？」

由和他之間的會話，可以很清楚地感受到，他表現出根本不在乎旁人的疑惑或不解，而將自己視為仍未退休的工作者的那種感覺。

當我們看見做出怪異行動的老年人時，會覺得他們由於老化而已經剩下不多的生活能力，終於完全喪失了。雖然旁人這麼認為，但當事人本身卻不這麼認為，他們仍相信自己是年輕的，而絲毫不懷疑自己的能力，那些會向人訴說或感嘆「因為年紀大了，所以什麼事都不

腰部的寬度，雙手自然地伸出身體的腋下，以如此的感覺放鬆力量。

一方面吐氣，一方面以腹部吸氣，吸滿了便將空氣「嘶」一聲吐出。疲勞會隨著吐出的氣一起離你而去。像這樣儘量做個二～三分鐘，保持安靜。

對於因看護病患而疲勞的人，瑜伽式的鬆弛身體姿勢，似乎極有助於恢復疲勞及轉換心情。不但可使身體舒暢地伸展，也可使心情完全煥然一新。疲勞或焦躁不安時，只要這樣做身心便可穩定下來。

想做」、「因為年紀大了，才會發生各種障礙」之類的話的人，往往實際年紀並不老。真正需要由別人去瞭解他們在想什麼而予以看護的老年人，並無法認識現在的自己。尤其是身體有生存下去的活力，仍保持能行動的體力的老年人，他們所表現出來的怪異行動，是不是也可以說是認真而全力以赴在做事，那種做起事來專心一意的年輕人的意識呢？我認為對於怪異行動的對策，應該需由瞭解此部份開始。

注意事項

- 儘量為病患營造一個社會性的環境。
- 到外面去比整天都關在家裡更能使老年人恢復活力。

指尖和筷子

應積極地使用已用慣的生活用具

現在我想向各位介紹F先生最拿手的一個動作，真可說是「特技中的特技」。有一個故事，是關於連貓都嫌棄的魚。

他的飲食生活，由於妻子是位烹飪高手，所以一直十分豐富、充實。

吃早餐時，先喝一杯由紅蘿蔔、甘藍菜、蘋果及蜂蜜打成的果汁，然後再吃土司、養樂多、水果。午餐是白飯、味噌湯、一碟青菜、蛋、魚乾及醱酵過的大豆。晚餐是西餐、中餐、日本料理各半的三菜一湯，內容是根據季節且菜色十分豐富的菜肴。而適當加熱的酒，則

A太太的日記

七月十三日

我家都是由我親手料理三餐，因為我的公公需要人照顧，在店裡做生意的先生，對於每天午餐都在外面吃，表示很不滿意。

今天是星期天，我把朋友送給我的「忙碌之友」咖哩粉拿出來，做了咖啡飯，但他的母親竟對我說：「只做那麼一點東西。」很快地站起來，露出不滿之色。此時站起來有何關係呢？忙碌時，偶然使用一次咖哩粉又何妨，不是非常方便嗎？大家都應互相體諒，吃咖哩飯既經濟又實惠，想吃時就吃，何必弄得大家疲累不堪呢？

看護工作應是全家人同心協力，分別負擔一部份任務，別讓一個人犧牲。

是晚上小酌時不可或缺的。年輕時，他不愧有「酒豪」之名，酒量相當好，經常喝酒喝得醉醺醺，到午夜才回家，他那種模樣，讓不會喝酒的人大傷腦筋，所以他的妻子一直非常討厭酒……。

F先生對飲食沒有任何特別的喜好，無所謂喜歡吃或不喜歡吃的東西，什麼食品都不忌口。據他的妻子說：「不知究竟什麼原因，他對吃的東西似乎沒有感覺，不管覺得好吃或不好吃，都從來沒有一次向我說過。」

他默默地吃，連一粒米、一滴湯都不剩。他的特技便是使用筷子的方法。例如，每次有一尾煮的鰈魚時，他就從背面用筷子把魚肉剔下，然後送入口中，將魚身完全吃光，只剩魚刺。再來是把邊緣的魚肉剔下，將魚肉完全吃光，一點都不剩——像這樣巧妙地運用筷子。吃完之後，連一片肉片都看不見。而在碗的角落，卻有一堆折成小段的魚刺，像小山似的。至於茶碗裡的米粒，情形亦復如此，一粒也不剩。餐具在使用後，好像用嘴舔過了一般，非常乾淨，而吃完飯的筷子也放回和剛擺好餐桌時完全相同的位置，絲毫沒有誤差，而且，他會非常細心地注意到，讓兩支筷子擺得緊靠在一起，看來好像只有一支似的。

看到這番情景的人，心情會變得相當複雜。縱使是大小便無法自理，而且，他對把衣服掛起來及解開鈕釦也都成問題。但為何只有吃飯時的動作會如此靈活呢？這點令人納悶得很。到了他晚年的最後幾年，他的習慣已成從看得到的食物先開始吃，完全忽略了吃飯的順序，但儘管如此，他還是遵守著筷子正確的用法。

坐在餐桌前使用筷子，將碗或碟子換到手的另一邊，或對保持盛裝熱液體的湯碗的平衡，對手或手指來說

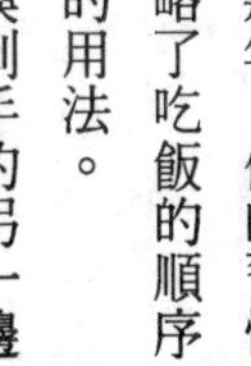

都是一種非常困難的作業，即使在快要失去平衡時，周遭的人也不會幫忙他，或是提醒他要小心，一直堅持三餐要由自己吃的認知，這對他的自立的確是有所助益的。

我曾經聽過讓小孩子折紙的方法，由於指尖的刺激傳達腦部，所以對腦部的開發非常有幫助，但這個例子卻適巧相反，我只能認為，這種訓練是僅剩的手部能力的利用，對於延緩腦部的老化頗有貢獻。

注意事項

- 和家人一起快樂地享用三餐。
- 應善於勸病患進食。如果不方便的話，那麼就幫助他吧。
- 餵食時，應看清楚，確認病患已吞嚥下去後，再給他吃下一口。

▼巧妙地帶領病患的飲食生活

1 是否有規律地進食？是否由於減少鹽份攝取量等飲食限制而減低食慾。

2 消化及吸收能力衰退，是否攝取了必要的營養？

3 味覺衰退，應適度地給予病患一些食物的味道，讓他享受飲食的樂趣。

4 唾液的量減少，應給他柔軟而水份多，容易從喉嚨吞嚥的菜肴。

5 儘量讓他養成喝生乳的習慣。

6 在一家人團聚的氣氛中進食。

7 病患腸管的運動經常都會遲緩下來，請注意便秘的問題。

上：YES　下：NO

創造彼此能互相溝通的手段

在目前的資訊化時代中，從早到晚我們都身陷於氾濫的「資訊洪水」之中，而所接受的資訊雖多，但在一個平凡的家庭中，由我們自己所發信的資訊並不多，在家中，不著邊際的會話及事情，以及約定的傳達，都成為主要的活動內容，同時會話中也包含了許多辯白之詞、討好之詞、打圓場的詞句。即使是很迂迴，特別的言詞，或單方面的說服之詞、好像要勉強逼人接受的言詞，如果對方是健康而具有判斷事情的意志，那麼雙方便能溝通。而母親對孩子的責備或說教，不管是否有效，一旦達到效果，一定是在語上能達成溝通，獲得滿足。

A太太的日記

八月三日

「哇，變色了！」「咦！」冰箱的香腸變色了，被兒子發現。最近都沒有看看冰箱還有沒有東西就去買。早上我如果做各種看護工作的話，往往趕不上上班的時間，連換衣服都來不及。也許生活態度應該再積極一點，保持一點緊張感才行。

宣佈要做好看護工作的人，到了此一地步，也沒有什麼個人可言了。

然而，對於已經陷入「怪異行動」狀態的老人，就無法有「溝通」的效果了。在日常的看護中，為了排遣老年人內心的寂寥，家人偶爾會說些問候之語，當看護者實在不耐辛苦而出言不遜時，對方也絕不會有何強烈的反應，還是和以前一樣。孩子會有情緒反應，但老年人卻不會清楚地表現自己的喜怒哀樂，那是因為他們對自我的意識已逐漸模糊的緣故。但是，如果對他們說的話能觸及他們的真正心意，讓他們感受到溫暖的撫慰的話，那麼，他們就會極敏感地感受到旁人的用心。

A太太對於能觸及老年人感覺部份的會話，擁有不錯的要領，也頗有心得。「冷不冷啊？」「啊，你看起來好像很棒！」「你今天吃得不少呢！」（即使沒吃完也這樣說）「你今天氣色真不錯！」（即使是病患仍睡意惺忪也這樣說）她就用這種方式，一直快快樂樂地和病患交談著，讓老年人分享她的心情，同時，也不忘對老年人使用敬語，儘量客氣一些。

當病患的狀況有任何變化，需要上廁所、入浴、換衣服、移動身體等等時，就突然中斷上述的會話，而向他說：「現在我們來×××吧。」並立即開始行動。也就是說，不仔細地說明目的，而是先開始行動。而在此時，老年人就會變成想要展開行動，也很快地付諸行動。A太太一方面和他交談，一方面便思索著：如何才能讓他順利地洗頭、上廁所？或是如何才能把他帶到浴缸？想要抓住正確的契機。

A太太先以能觸及他心靈的會話和他交談，打開對方的心胸，然後再傳達自己的意念。但是，A太太也煩惱著：如何才能正確地瞭解對方的意念、想法呢？還有，自己的意念是否傳達至對方心中呢？因此，她徹底地

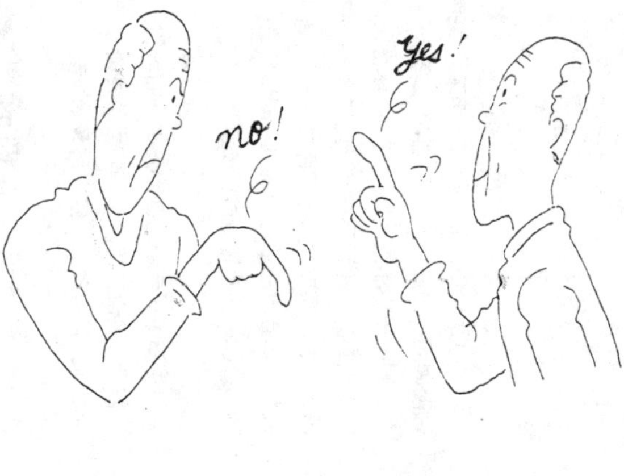

思考過F先生所發出信息的內容。結果她發現和他交談、商量事情或提出問題是不可能的，只能濃縮為「請做那件事」、「現在我不要那個」這兩句話，也就是「YES」、「NO」兩句話。比方說問他：「你是不是要喝茶？」他只回答：「是。」而問他：「是不是要上廁所？」他也是應了一聲：「不。」像這樣還能清楚地說出口時，還算不錯，但是，逐漸變成話說得很少的F先生，究竟是在做「拒絕動作」，或是僅止於「面無表情」呢？真是愈來愈不容易判斷了。

在這樣的情形下，A太太所想出的確認F先生意念的方法，便是「YES、NO食指作戰」。豎起手指便表示YES，指下面表示NO。讓F先生的食指真正實際地豎起、朝下。這樣重複做了幾次之後，他已開始能做得很好。這似乎看護者和病患之間特有的暗號，利用

▼飲酒與長壽

絕大多數的男性，以及一成以上的女性，有飲酒的習慣——這是調查一百歲以上的老年人每天飲酒的情形，所得知的飲酒人數比例。

適量的酒可以延長壽命，這點似乎是不爭的事實。加了各種漢藥的酒類，如果適量的話，也能給予身心良好的影響。老年人適合於晚上飲用的酒量，是清酒一公合、啤酒一大杯，以及雙份的威士忌一杯。飲酒時一定要吃東西，絕對不要有空腹飲酒的情形，也就是邊吃邊飲酒。

這種「食指作戰法」，設法和他溝通意志，並一直持續到他臨終之際。

兩人之間的對話如下：

「爺爺，要不要吃布丁？」

「（食指指著上面）ＹＥＳ。」

「要不要到客廳去？」

「（食指向上指了二次）ＹＥＳ！ＹＥＳ！」

這是他彌留的數分鐘前，和Ａ太太的一段會話。

注意事項

•交談時，以視線高度平行的方式為佳。從上往下看對方最不好。最好能坐在病患身邊，兩個人作近距離的接觸。

•交談時，應以慢慢說、一次只談一件事為原則。如果

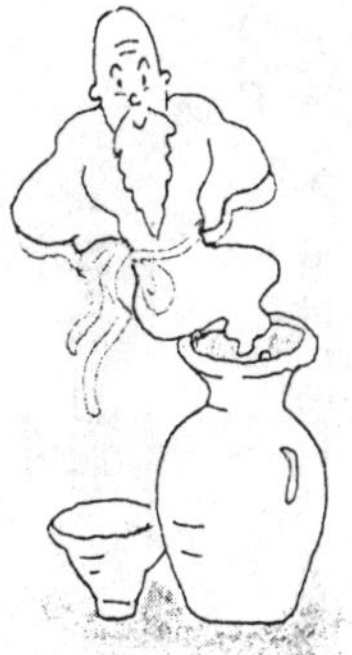

同時對他說「請吃這個」及「請做這個」，一定會引起混亂。

・如果對方有拒絕或表示反對的表情，你就不要立即否定他，應稍待一會後再請對方做一次。

試著讓病患穿尿褲

視排泄的狀況作決斷

在寒冷的深夜裡，庭院裡有水聲，衆人皆睡萬籟的深夜，並沒有任何家人發現這聲音。當家人知道F先生的妻子(當時七八歲)每晚在處理排泄物，並洗濯衣服時，已是櫻花盛開的季節。她的腳部及腰部疼痛變得愈來愈嚴重，此時家中年輕的成員才知道這件事。她對在同一寢室睡覺的丈夫，有著非常不簡單的考慮，而A太

A太太的日記

九月八日

經常都先知道自己的行程，這樣一來，萬一有任何事情時就方便多了。不過，我到今天才知道，婆婆因為太過於擔憂，而給予公公多餘的幫助及關注。

我外出時，會向家人說明將要到什麼地方，做什麼工作，而什麼時候人在什麼地方，把今天預定的行程都仔細地告訴她後，才會出門。但碰巧今天有客戶來接洽

太卻不小心忽略了這點。

關於排泄物，每個年代出生的人對它的感覺都不盡相同。戰前出生的人會認為，污物應立刻處理掉，至少要簡單地清洗一下，並付諸行動，而年輕一代的人則單純地認為，明天再做即可。

梅雨季節的寒冷氣候，一直持續著，F先生的大小便變得非常頻繁。而步行時，如果只由一人協助也已不可能，所以，如果想把他帶到廁所去，根本就來不及，只好讓他抓住床緣或椅子的扶手，用夜壺方便。但是，有時他一方面大便，一方面同時小便，或開始抓了東西移動著，表現出一連串的「特技」。

他有潔癖的妻子，幾乎瀕臨瘋狂的邊緣，看見這種情形的人，只是目瞪口呆而不知所措。大家都認為，這樣下去實在不行，所以便一致決定，給F先生穿上尿褲。

事情，當時我的婆婆剛好在忙，不能接電話，而一些非常重要的外界電話，特別是從我公司打回來的電話，都使她手腳大亂，心慌不已。

雖然只是一些電話，但因為她正在忙著，所以也無法好好地想說的話整理好再說，想一想她的心情，她當時可能是想：我為何非打電話不可，尤其在這樣的時候，真是不好意思。

以後除了公公的事之外，我就不再麻煩她接電話，而當我留守在家中時，我所請的看護也可幫忙我。我深深地感覺到，是應該好好地安排時間、調整工作了。

在這件事的數日前，他一直持續著怪異的行動，所以，家人便向F先生經常求診的醫師報告他的動作，給我看他的照片並問我：「你感覺如何？」看了那張照片，我大吃一驚，F先生的動作，正好和孩子緊握拳頭、集中全身力量大喊大叫的哭泣動作完全一樣，醫師說，那是阿耳茲海默症的特有動作。也就是將心中的不滿或拒絕，以動作表現出來，而不是反映於語言上。他的表情僵硬，全身顫慄著，看到這番情景，周遭的人會以為發生了什麼事，而十分驚訝。如果是健全的正常人，想法應以語言表現出

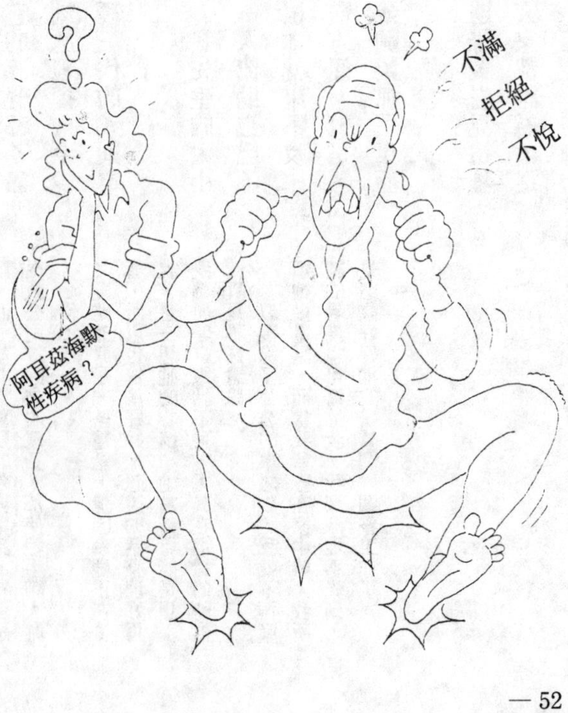

來，但他們會突然在瞬間爆發出感情，陷入「短路」的狀態。對於事物的理解力、應對力也逐漸欠缺而終至消失掉。這可能是因為腦部老化的緣故，而至於拒絕的感情，似乎是由於他的能量全都集中於此，所以一觸即發，甚是驚人。

聽到醫師這麼說，我才瞭解到，他已經進入和一般人完全脫離的世界，在他的世界中，他日常生活中一切的順序及流程，事物成立的理由，調和及協調等等都有自成一套的邏輯。

在這樣的情形下，全家人都害怕給他穿上尿褲，每個人都在想，他可能會在感情變得像暴風雨的狀況中，粗魯地將尿褲拿掉，如果更嚴重的話，甚至會玩弄自己污穢的排泄物，雖然大家都有如此的憂慮，但實際上和大家預料的全然不同。他非常坦率地、柔順地接受了尿

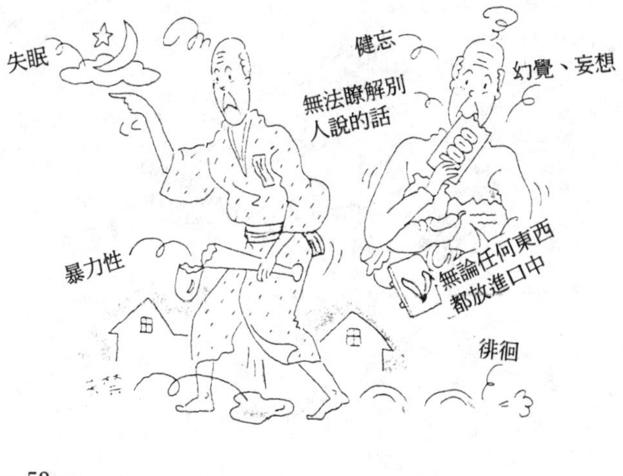
失眠
健忘
幻覺、妄想
無法瞭解別人說的話
暴力性
無論任何東西都放進口中
徘徊

褲。

不過，給他穿上的尿褲是他從青年時代就已經用慣的T字型尿褲。也就是將大型的尿褲從後面往前面包住，然後從後面往前固定下來，方法非常簡單，而胯下的動作也很輕鬆舒適。因為那不是從腰部包起來的T字型尿褲，且是護理專用的型式，所以可能因此他穿在身上也不會在意吧。而這種用品，我早已和護理師商量過，預先購置好。

自從他狀況愈來愈嚴重開始，周遭的人反而像「解脫」了一般，因為大家不必再為他突然的大小便失禁而苦惱，得以稍稍安心。據說，等到能察知他排泄的節奏後，便又重新使用普通衣褲，這樣就不必大量購買尿褲。

注意事項

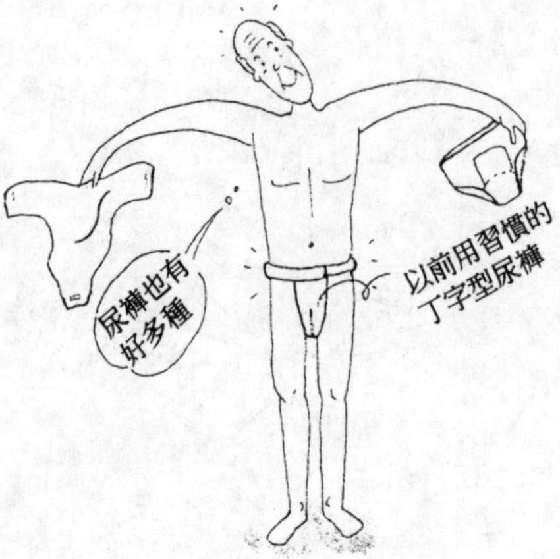

- 有痴呆症狀的人，不會說自己有尿意者居多。
- 紙尿褲有各種類型，所以應選擇最適當的。
- 如果考慮到尿量，而將白天及夜間分別使用，負責看護的人會比較輕鬆。
- 有的紙尿褲是失禁專用的，使用高分子吸收體，看來像配上重裝備一般。
- 尿液的吸收量從一〇〇～一〇〇〇㎖，有許多種（請參照一五八頁）。

很舒適的早晨清潔擦拭

身體擦拭後的清爽感使他清醒

這是每天早上都必須做的「日課」。上午九點半左右喚醒熟睡中的F先生，幫他坐在床上。然後，讓他面對前面提及的紙門坐下來。「現在請站起來！」從他站起來的情形，便可瞭解他身體的狀況。「哦，很順利地站起來了！」「唉，不能站起來……。」無論如何，都是很重要的信息。

首先檢查他的下半身。先解開尿褲的黏釦，而拿掉只在夜間給他包得很緊的尿褲。此時，尿褲通常是很沈重的。前面由他的妻子負責擦拭，後面則由Ａ太太負責。「啊，沒有失禁。他並沒有弄髒，太好了。」妻子向丈夫如此說著，他只是露出一副茫然無知的表情。

用微波爐先準備好熱毛巾，由前往後作全身的清潔擦拭。Ａ太太以熱毛巾溫熱他的腰部。在熱度傳開，血液循環變得良好的時候，可以清楚地感覺到，熱度也傳到放在毛巾上的手。然後，由兩人分擔前後兩部份，使用很多熱毛巾，用力地擦拭，最後連排泄部份都擦拭完

A太太的日記

九月十五日

打掃工作總是會變成偷工減料。

院子裡的雜草也好久沒拔了。讓我很懷念以往公公和婆婆兩人一起除草的情景。石頭是石頭，泥土是泥土，而綠色植物也綠意盎然，被整理得很好的庭院，真是別具一番風情，一草一木皆令人賞心悅目。婆婆看著很久沒有整理而荒蕪的庭院，正默默地悲嘆著，她的身影，看起來是那麼瘦小。

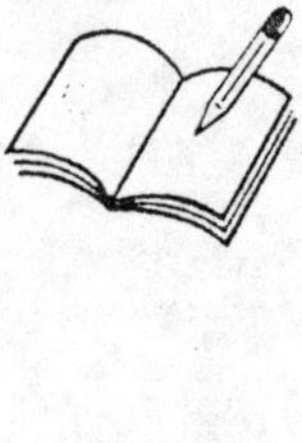

畢後，給他抹上乳液狀的皮膚用面霜。擦拭面霜，是為了防止老人的肌膚因太乾燥而引起的搔癢。他發亮的肌膚，既沒有斑點也沒有腫疹，以一位八十八歲的高齡男性而言，實在是太難得了。有一段時期，他嚴重到無法進食，所以家人考慮到往診，請醫師到家中來，當醫師看到他的肌膚那麼有光澤，不禁大吃一驚。

有一次，在他背部擦面霜，他竟對A太太生起氣來。那是在A太太想給予他的皮膚良好的刺激，使血液循環更加順暢之際，向前彎腰的F先生突然大聲叫喊著。因為他以可怕的表情打了妻子的頭，所以，妻子以為也許是拍他的背部時他覺得疼痛。雖然向他說了：「啊，對不起。」但是，A太太仍相信，這樣拍會給予F先生頭部及身體適當的刺激，使細胞「甦醒」過來，而瀕臨痴呆的意識也許會因此而變得清楚，所以，翌日的早晨

●老年人為何會覺得癢呢？

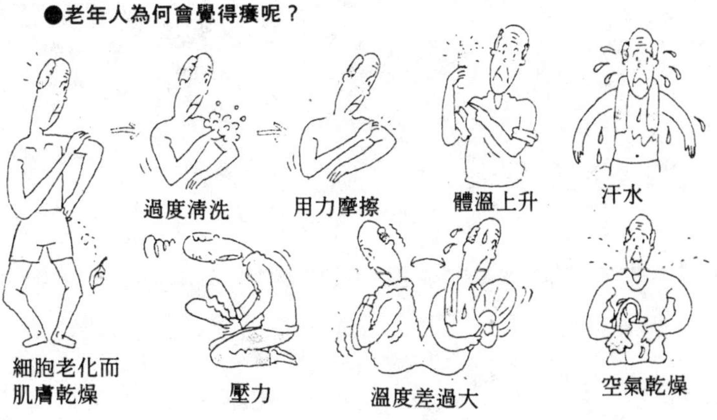

，她還是一樣在抹面霜時拍他的背部。

注意事項

- 皮膚由於老化的關係而呈現乾燥的現象，所以應在背部、腰部、胯下抹上面霜。
- 容易引起老人性皮膚搔癢症，所以在入浴時不要用太多肥皂。

啊！他全身一絲不掛

很辛苦的排泄方面的照顧

連扣鈕釦及脫或穿睡衣也能完全獨立進行，做得不錯，也能自己穿襪子，但有一天晚上，他已經變成什麼都不懂、都不會做的時候，情形就嚴重了。本來應該躺在床上的F先生，被人發現全裸躺著，看到這種情形時，A太太慌慌張張地用手去探查床鋪潮濕的程度。在那一瞬間，她突然想到這是不是一般人所說的痴呆症狀？「咦，為何？你不是自己脫掉了？」他的怪異行動，當然引起了全家的騷動。在遇到這樣的狀況時，我的眼前浮現了一種專爲老年人而設計的睡衣，那是類似太空服，可用來防止此類老年人不潔行為的連接式服裝。下次是不是要給他穿上這種睡衣呢？

之所以會發生這種情形，有可能是在極為嚴密的監視下，對日常自己被這樣管理的一種反抗，或者一心一意想排除不適感，才造成他的怪異行動。

照顧老年人時，很辛苦的一件事便是照顧他的大小便排泄，以及事後的處理。

尿意及便意並不一定會在照顧他的人方便時發生，

A太太的日記

九月二十日

小叔的妻子一星期會有二～三次回來幫忙，但一星期中不可能每天都來幫忙，而只留公公、婆婆老夫妻在家過日子已經有些勉強。因此，我和她（有時丈夫、孩子也包括在內）照時安排，每個人都需輪班，我們就建立了這種彈性時間的制度，遇到輪班者有事時，可和其他人互調時間。這樣我就大可放心了。

我讓丈夫負責支撐身體很笨重的公公，幫助他移動並照顧他上廁所大小便。這種事對只有三十餘公斤身體非常瘦小的婆婆來說，當然有些力不從心。幫助他在客廳的椅子上坐穩了，我就外出，或者在二樓做家事，但在這段時間裡，不知會有什麼事情發生。如果全家人能一天二十四小當病患碰巧有尿意及便意時，更不能請他稍待一下，也不知道病患會不會告訴我們。因此，有必要設法想出預防病患大小便失禁的對策。

以F先生的例子而言，白天有人在他的身邊注意他時，大小便失禁的機會相對地減少。但問題在於夜間。假使衣服、床單、床墊都浸在尿水的「大洪水」裡，無論是如何極力主張對老人應有愛心的人，也會為之氣結。事後的處理更是一件「大工程」，令人頭痛不已。對於在他旁邊睡覺的妻子來說，夜間的不安感也是難以形容的，那種心理負擔並不好受。據說，在尚未給他穿上尿褲之前，她每隔一小時或二小時都會悄悄地把手探進尿褲裡，確定是否仍「安全」。

預防對策之一，是將防水床單鋪在床單下，而第二對策則是，用很嚴密的尿褲及厚厚的尿布，第三個對策

時陪著他，那當然最理想不過，但不能為了防止發生什麼事情，全家人都不工作、上學，全天候地付出時間，這便是在家中看護病患的困難之處。

我由衷地感謝小嬸的心意。無人看管時，萬一發生任何事故或差錯時，應如何是好？婆婆可能會擔心很多問題，小嬸對婆婆及我們全家人來說，是一個很讓我們放心的看護及助手。

，為了應付病患將衣服脫光，讓他穿上獨自一人無法穿脫的衣服，經過高度研究而機密性的衣服最適合。

不過，一心一意希望獲得自由的他，仍然會排拒照顧他的人的苦心，去求取自由自在的快感，的確令人傷透腦筋。

注意事項

- 有痴呆症狀的老年人，有時會有無法預料的行動發生。
- 已經發生的事情，我們絕不要慌張。即使是拒絕、否定、叱責，他也會立即忘卻，而在他的腦海裡，只會留下牢不可破的尷尬心情。
- 雖然做起來很困難，但仍應冷靜地考慮下一個防禦對策。

●主要的痴呆症為何？（重複回答）

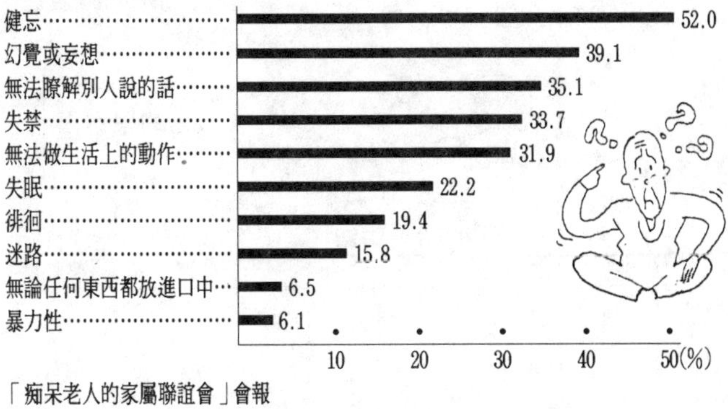

「痴呆老人的家屬聯誼會」會報

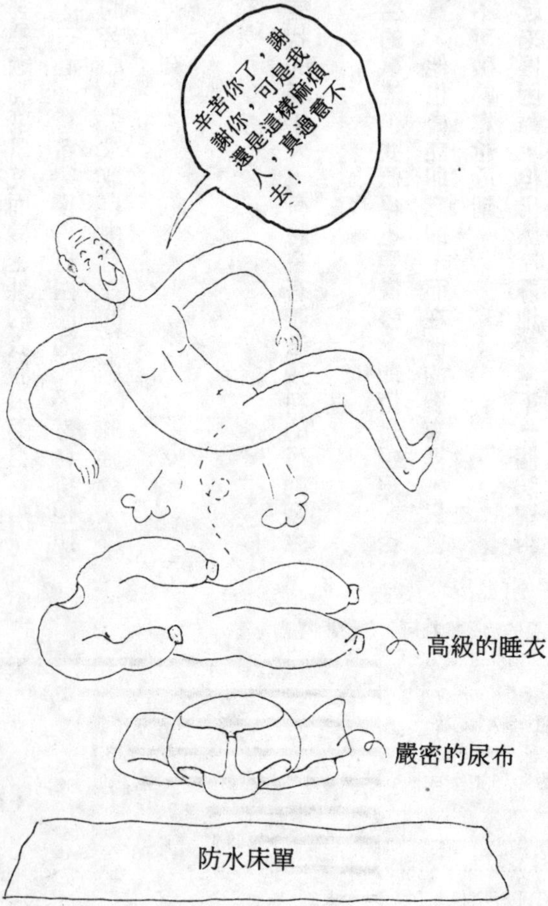
辛苦你了，謝謝你，可是我還是這樣麻煩人，真過意不去！
高級的睡衣
嚴密的尿布
防水床單

PIN UP①

年輕時便應訓練生活上的自立
未雨綢繆才是正確的人生態度！

△未雨綢繆的人生！

數年前，在召開一次老人問題的研習會時，突然會場裡有位女性發言說：「我憎惡我的母親！」她的母親因病亡故之後，父親就變成孤苦伶仃的一個人，於是把父親接過來同住，但他的父親對自己身邊的任何事情都無法自理，只會說：「給我茶！」「喂，我要洗澡！」看到這樣的父親，她深深地感嘆著。

父親既不會用瓦斯爐，也不會打開洗衣機的開關，而把父親慣成這樣的人，正是長年來一手包辦家事不讓丈夫插手的母親。也許她並沒有想到自己會先死吧。因此，現在對要做一些善後工作的她來說，更是艱辛備至，也覺得困惑不已。當她這樣發言之後，整個會場的人都給予她熱烈的掌聲。

如果被工作所逼就留在公司加班，甚至連有薪的休假都不休息，還是繼續工作的話，這樣的丈夫，當然沒有做家事的機會。還有，在家中讓妻子去打理生活的一切事項而說：「女人只會吃吃喝喝，真是愚昧而令人厭倦！」這樣的丈夫，自己反而是穿著睡衣、躺在沙發上猛盯電視，一旦長期持續過著如此的生活，在退休後被人譏為「巨大的垃圾」、「產業廢棄物」、「不中用的老傢伙」，他們就更像依附妻子而生的落葉，一旦妻子長成枝幹壯實的大樹，他們便只有飄零於大地了。

在目前的社會中，當妻子為了社會活動忙碌而必須外出時，他們卻像個孩子似的，叫嚷著：「喂，也帶我出去吧！」以致被人稱為「跟班族」。這就是在邁向高度成長期之際男性們的面貌。

△請更認真思考自己老後的問題

如果問這些男性們：「老人之後有何打算？」他們會以認真的態度回答說：「我有妻子及媳婦在，所以沒什麼好擔心的！」聽到如此的答案，實在令人覺得非常不可思議，也令人啼笑皆非。

的確，以現在的人為例，女性的平均壽命已高達八一・七七歲，而男性也有七五・九一歲（一九九〇年），由此可見，女性活得比較久，也許離開人世時有妻子陪在身邊的男性，是很幸福的，但是，像開頭所提及的例子，有時是妻子先撒手人寰。再者，即使想將來去依靠媳婦或女兒，如果稍微活得久一點，她們也終有成為「高齡者」的一天，也許根本無法再看護患病的公公或父親。

父母老去、丈夫老去及自己本身老去，一般人都說：「女人一生會看到三次的年華死去。」因此，女性們經常都會想到應如何過生活的問題。但男性們卻不然，他們即使在肉體上、生理上已感覺到老化，對於老後如何生活也往往沒有具體的想法，令人覺得他們對生命的問題過於漠然，一生都在迷迷糊糊中度過。

有鑑於此，當妻子比他們先去世時，便頓時失去精神上的支柱，而生活也陷入混亂的狀態，最後的結果，是縮短壽命也追隨妻子之後去世，或者妻子因為看護自己而疲累不堪，結果就勉強地打起精神。

為了要克服這種問題，還是應訓練生活自立。我們長久以來便一直在「男主外，女主內」的傳統觀念中過日子，根據性別、角色的分工，男性到外面工作，女性則留在家中做家事。

然而，無論男性或女性，人原本便有從事工作而生存的權利和義務，注意到這點的女性，便脫離委身於丈夫的收入過日子的內疚感，而為了「經濟自立」，她們開始到外面工作。以和這相同的意義來說，我認為男性也應設法謀求「生活自立」，如此也許便能使人生過得很明朗、很豐富。

前些日子，我去拜訪一家特別老人機構時，那裡的院長說：「男性們缺乏積極地想重返社會的態度，因為過去都是由妻子或媳婦們照顧他們生活上的大小瑣事，所以他們根本就沒有想活動手腳、獨立生活的意思。」老人變成一臥不起當然是一件很遺憾的事，但我覺得這樣的結果也實在窩囊之至。

和「生活自立」同樣重要的是，應脫離除了公司及家族以外沒有人認識自己的生活，而應儘量保持人際關係的網路，隨時與外界有所連繫。除非是早死，否則「年華老去」這件事確實會來臨，而到那時，成為支柱的便是以往的生活方式了。

有些日子能站起來，有些日子則不然

不要斷定某件事情是他不可能會做的

我們聽到「不完全的痴呆」這個名詞。這個名詞的意思是，病患的某部份沒有問題，但某部份卻不健全。F先生的情形，也確實如此。據說，腦部老化後會萎縮，而記憶的功能會受到阻害，行動上、精神上的功能也會產生斑點狀（不均勻）的障礙，每個病患的障礙都不一樣。

最近日益進步的腦科醫學，最值得一提的是頭部內部的斷層掃描，從其精密的畫面，可以解析各種病症，然後進行治療。

過去，對於正在發　怪異行動」的痴呆症，往往

A太太的日記

十月一日

小嬸從故鄉帶來了栗子。他們每年都送給我們這項令人覺得很難得、很興奮的禮物。我把一部份贈給平日都幫忙照顧公公的鄰居們。「最近如何？」一位鄰居這樣問。「喔，有時尿量是二〇〇cc左右。」此時鄰居又問：「每天都這樣嗎？」我回答：「不，有時會超過七〇〇～一〇〇〇〇cc。」鄰居說：「那樣的話，應該沒問題。」我居然向人報告公公的尿量！後來自己也覺得我是否已經變得有一點神經質呢？

對在家從事看護工作的人而言，最可以信賴的便是鄰居，會變任何事情都想向他們報告。我雖不是醫護人員，也不是專家，但因為從電視上知道，身體的狀態會

沒有正確的診斷，而常被視為「神經病」，診斷成精神方面的疾病。但現在只用電子機器，也能作出醫學上精密的分析。換言之，一般稱為電腦斷層掃描的診斷法，可以診斷出腦部的病變，判斷是否為痴呆症。我想許多人都應該看過這種診斷法才是，那是根據幾張斷層照片，從機能面診斷出腦部目前所處的狀態。

據說，如此便可在某種程度上瞭解，控制我們身體的腦部的能力如何，也可以知道，腦軟化的症狀已經進展到何種程度，而事先預測，因為此部份是如此，所以將來會不會變成痴呆，作成治療的計劃。

然而，對F先生的家人來說，他在他們的心中有一種印象，那就是認為：「即使知道這些又有什麽用呢？」他認為事實就是事實，而要接受檢查或治療時，他對自己年事已高一事也感到相當困惑。更有甚者，他還保有

在尿液上呈現出來。結果，我就像專家一樣，不斷在研究中。

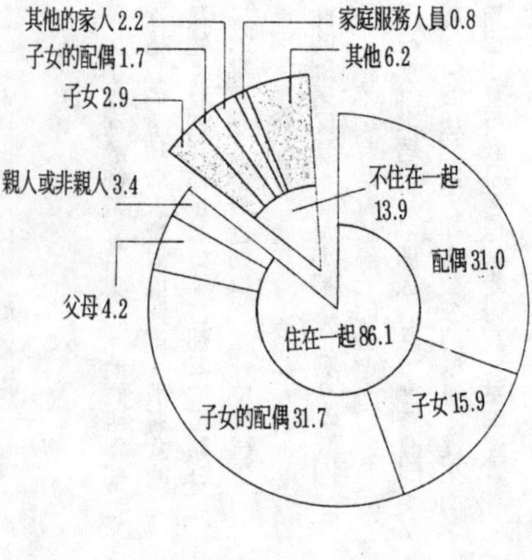

年輕一代的青年想法，認為「腦部老化這件事並沒有什麼大不了的，因為年紀已經大了，所以會有一些病症也是理所當然的。」

那麼，F先生的情形究竟是怎麼一回事？簡單地說，他對能做的事和不能做的事，經常呈現很不穩定的狀態，昨天還能的事，今天就不能做了。但有自己能做的事，是表示還留著某種能力，明天又能做的可能性極大。如果醫師斷定：「因為此人的腦部已經如此，所以出現異常行動是理所當然。」也許，病患的家人就因此而放棄了對病患的信心。

F先生曾發生一件令家人驚訝萬分的事，當他移動及步行須有人幫忙的時期，有一次，他一個人在客廳出現，並沒有抓著東西走，且是完全不抓東西走。又有一次，家人聽到廁所有水聲，跑去一看，發現他一個人已

●照顧一臥不起的老人的看護者(%)

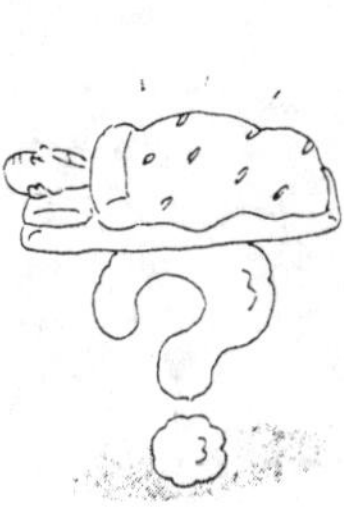

註●在此所指的一臥不起的老人，是指臥病六個月以上的老人而言。

經小便過了。假使想到他一個人單獨行動時會發生的事故，心中還是毛骨悚然呢。不過，事實不容否認，他真的做到了。

從那時候開始，A太太由於前述的緊握拳頭的「拒絕行動」，而對於醫師診斷他患了阿耳茲海默性的痴呆症的話，產生了莫大的疑問。

他懷疑，F先生是否僅僅由於單純的老化的惡化，而產生了各種各樣的「怪異行動」？這是不是一個八八歲的老人的身體，就應該會面臨到的單純性腦部老化？果真如此，與其請醫師來治療，倒不如幫助他，讓他在結束一生之前過一段寧靜而快樂的日子，這樣不是有意義多了？在A太太的想法中，希望儘可能讓他直到最後一刻為止都在家中度過，得到良好的看護，這樣的念頭不斷加強。

文明的利器——微波爐

使看護生活變得明朗的創意

照顧老年人時，必須有臨機應變那種自由自在的想法。很有趣的創意會使人容易變得陰鬱的心情獲得改善，給生活帶來朝氣。

有一位老人年，因為某種原因而搬到沒有盥洗室的房子。以前，她是住在洗臉盆和浴缸分別獨立的房子，而有潔癖的她，從未在洗臉盆以外的地方洗過臉、刷過牙。在這間房間，她必須在洗澡木桶和板條式的地板間約五公分的空隙洗臉、刷牙，漱過口的水要吐到這個空隙之間，而且不能讓水濺到別的地方去，否則也許就會濺到腳，或是把洗澡木桶弄髒，真是非常困難的技巧。

A太太的日記

十月二十三日

為了慶祝公公的生日，今天親戚們全都聚在一起了。婆婆說與其由外面叫菜來，還不如自己來做。當然，最後還是要由媳婦們和她一起做。做得色香味俱全的料理，整齊地排置在餐桌上，而公公也穿好衣服就位。怎麼看他都是一位狀況良好、精神不錯的老年人。

他今天看來比實際年齡年輕，眼睛也比平常更會看來看去，但他幾乎沒有說話。我想那是他感到很美好的一天吧，被兄弟、姊妹、子女、孫子一共二十人圍繞著。聚在一起的人，都感覺到他的老化，回去時，對婆婆及我說：「你們都非常辛苦，請珍重自己的身體。」他們的話中含有深深的感慨。

因此，和她住在一起的媳婦便設法讓她刷牙時輕鬆一點，於是，他的媳婦去買來直徑三十公分、不銹鋼製的大型漏斗型器具。她在這個漏斗型器具的兩側打洞，穿水管在下面的開口，裝上自來水的水龍頭，並將水管牽引到洗澡桶下方。雖然是超小型而顯得不安定，但這樣做就成了可以安心地漱口的克難型流理台，不用說，老太太是開心極了。

A太太也在他的看護生活過程中，產生了臨機應變的創意，其中之一，便是微波爐的利用。

在準備擦拭用的熱毛巾時，因為太熱而花費時間的便是把毛巾擰乾這道程序。如果不想讓熱氣散逸又要很快擰乾毛巾的話，手掌就會變得紅通通的。據說，老年人對於浸泡腳底的熱水的熱度，會遲鈍到即使受到低溫燙傷也無法注意到，但是，如果在寒冷的早上給他擦拭

今天最大的成就，便是利用微波爐的那段談話，最後大家都稱讚我一番，令我十分得意，我想恐怕明天開始就有人模仿我了。

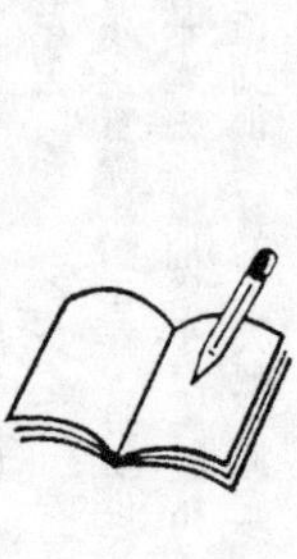

時使用不冷不熱的毛巾的話，那就太可憐了。所以，雖然老年人對溫度的感覺遲鈍，但至少要用擰乾的熱毛巾為他們擦拭身體。

於是，她想到了以電磁力在內部產生熱的微波爐，想要加以活用。想到這點之後，做起來就簡單了。那是將毛巾適當地擰乾後，便放進微波爐裡。不管幾條毛巾，都能同時加熱，而且具有殺菌效果。最重要的是，熱氣不會散逸，這實在太令人高興了。

其次，下一個好點子是將室內用的坐式便器改為入浴時用。由於使用便器的關係，A太太當時在排泄方面的照顧已經變得輕鬆多了，而逐漸沒有必要再使用這種腰掛式的便器了。於是，她將掛在病患腰部的東西拿掉，取消便器的便壺，只留下便座，然後將便座拿到洗澡間。將脫光衣服的F先生扶到便座上坐妥，再以淋浴的

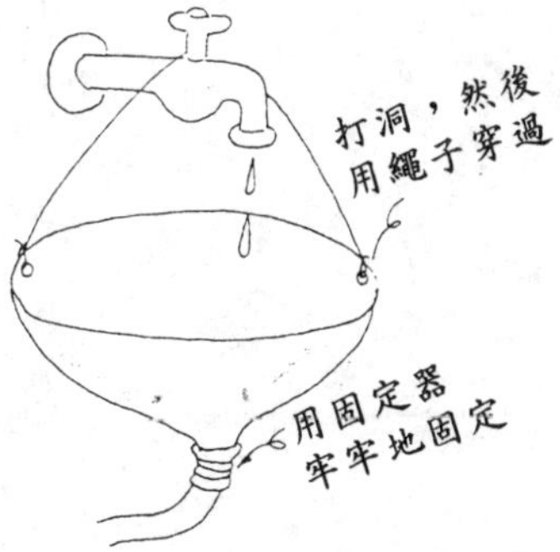

方式給他澆熱水。

這種便座不但使病患有安定感，而且也能從下面用手清洗病患的排泄部份，非常便利。

腰掛式便座是塑膠製的，很輕巧，以後要清洗也十分方便。夏天時用淋浴式為病患洗澡即可，但到了冬天時，就必須澆熱水，使房間暖和，而且在便座前放置大型的水盆，裡面盛著熱水。

在F先生使用腰掛式便座的同時，將他的腳放進熱水中，這樣就不會覺得冷了。而且，腳就這樣清洗完畢。在洗澡盆裡隨時加減熱水，熱水燒開了，整個房間都暖和起來，也能利用熱水。

F先生移動及入浴時的照顧是由妻子和A太太一起分擔，有時連三男的妻子也加入行列，由二人或三人一起做，不過因為順序都已經決定了，所以本來很麻煩、

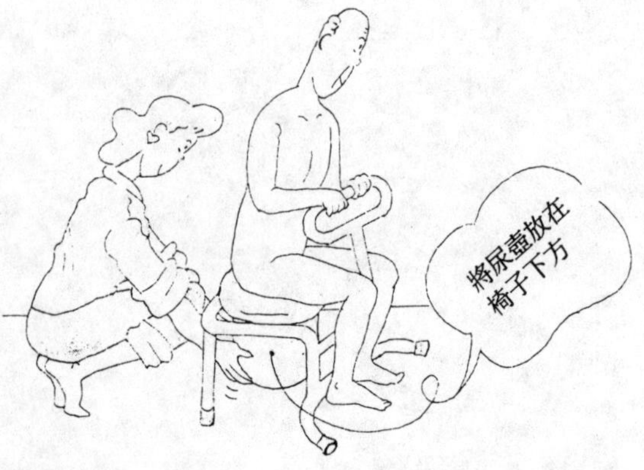

很費時的入浴，也不會覺得很討厭，大家都很樂意去做。

其他方面，當他無法順利地將食物嚥下去時，便利用流質食物，或是在喝不很燙的味噌湯及烏龍麵湯時使用吸管，至於煮得很軟的蔬菜及魚類，為了能讓他更容易吞嚥下去，也利用小型的研磨缽先磨碎。

「我成為老年人的生活引導者。」

A太太這樣說著並面露笑容。

注意事項

・用微波爐加熱毛巾時，要擰乾到水不會滴下的程度。

・即使是打開毛巾再重新折疊，熱氣也不致散逸。

・簡便廁所請參照下圖。

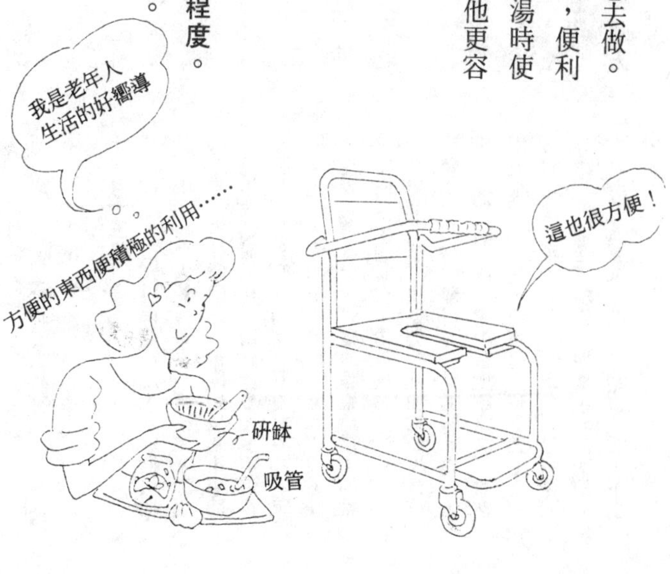
我是老年人
生活的好嚮導
方便的東西便積極的利用……
研缽
吸管
這也很方便！

電話及地址的記憶都回到戰前

對健忘的症狀有新發現

現在的生活不能缺乏少電話。我想很多人都有這樣的經驗·電話簿中記了太多的電話號碼，已經沒有地方可以再寫。寫得很雜亂的那些電話、住址，數量愈來愈多時，會令人覺得有一種有談話對象的安全感。經常使用的電話、住址，也會自然地記在心底，不看電話簿也能打電話。

但是，A太太關於電話號碼方面發現了一件有趣的事。她不知道在哪一本參考書上看到，有一種推測老年人老化程度的檢查要點，那是詢問老年人今天的日期，或是各部會首長的名字，以及自己家人的名字，如此去

A太太的日記

十一月十五日

最近，白天變得非常短，太陽很快地就下山了。令人覺得似乎一天損失了二小時左右。當住家附近一帶開始黑暗下來時，老年人們似乎會開始感覺心裡很不踏實，很沒有安全感，好像一下子變得無依無靠。此時，我如果外出也會感到心裡不好，在我的腦海裡，婆婆的臉會比孩子的臉更常出現，內心有一份歉疚感。

稍早之前，婆婆仍會善加判斷再採取行動，但此時她變得有一點懦弱。她根本想都沒想到自己的丈夫會變成這樣，雖然兩人相差了十歲，但也是一位高齡七十八歲的老太太了，每天的看護想必是辛苦萬分的。但她從不說累，性格也非常開朗。

由旁人看來，都知道她快支撐不下去

判斷老化的程度，A太太也想找一個適當的機會試試看，結果發現，F先生的記憶力「非凡」。

「爺爺，我正在做親友的通訊錄，請你寫一下電話號碼好嗎？」

這樣說著，她將紙和粗的原子筆交給公公，F先生輕鬆地應允了，但是，他所寫出來的竟然是戰前的電話、住址。

那是對年輕一代的人而言並不熟悉的「歷史」。

「請你也寫出電話吧。」

A太太這樣說時，他很順利地寫出來的仍是舊的電話號碼。在看到這種情形時，他的妻子問：

「這是從前的號碼還是現在的號碼？」

F先生也只能發出「嗯、嗯」的聲音，說不出話來。他所寫的文字，居然是以前的漢字。在他旁邊的孫女

了，我如果說：「我要辭職了！」不知她會不會因此而鬆一口氣。

快到天黑時，我的胃就發出「咕、咕」的聲音來虐待我、苛責我。心理上的壓力使我的身體變得僵硬——。

，也請爺爺寫出大家的名字，此時，他提起筆以躊踏的表情看著大家。

「啊，你忘掉了，真是的……。」

孫女這樣和他開著玩笑，但他很鄭重地問孫女一句：

「妳叫什麼名字？」

已經老化的頭腦，卻記得那麼久以前的電話、住址，真是令人不可思議。當有人問他電話、地址時，他就很自然地將記憶的回路和戰前相連接，也就是一下子回到四十年前。

他會忘記昨天來看他的訪客，妻子說要到超市購物而外出時，他卻在房屋中到處找妻子。他經常重複說出同樣的事好幾次，又會問同樣的事好幾次，令人不勝其煩，這些狀況都已有不少次經驗。

▼黃昏症候群

有一種特殊症狀，容易出現於患有痴呆症狀的老年人身上，那就是一到黃昏時，情緒就會變壞，或是情緒無法穩下來，而混亂狀態有時更會持續一定的時間。無法理解時間的經過，也無法感受周圍的狀況，帶著不安及緊張的心情度過白天的老年人，是不是一到黃昏時就開始疲累了呢？

有一種說法是，不妨和老年人們一起看電視，請他們做簡單的工作，或是請人打電話來給他們，如此使有孤獨心境的老年人排遣寂寞，或許對此症候群有所助益。

或許是數十年前的記憶及生活感性吧，當他寫出令人驚訝的文字時，我幾乎摒住呼吸仔細注視著。

注意事項

・要提起病患的沮喪心情，使他的情緒穩定下來，談談以前的事比較好。

・讓他想起以前的事似地，慢慢地問他，如此一來，一定能聽到不少故事。

尿液不會濺出來

如果測量的話，便可知道排尿的全部情形

現在來談談排泄的問題。

在照顧老年人時，經常都會令人擔心的便是排泄的

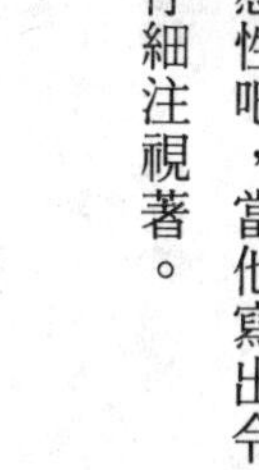

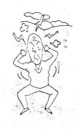

處理。A太太很想要瞭解公公排尿及排便的節奏。

也聽過有人說，為了抑制夜晚的排尿量，會減少病患飯後的水份攝取量，但要喜好喝茶的F先生這樣做，未免就太可憐了，而且據說對老年人而言，水份的補給是相當重要的一部份。

人類的身體中，有六〇％是水份，而老年人的身體細胞比起年輕人少了約三～四％程度的水份。在看護的相關書籍中也說，人類身體中的水份如果進一步達到不足的程度，就會出現脫水症狀及意識障礙等情形。

因此，A太太開始作排尿量的記錄。當他在廁所裡排泄時，便用磅秤去秤。也就是從使用後的重量扣除使用前的重量即可。於是，她準備了專用的磅秤。如果是使用便壺的話，便看上面的刻度。這樣作記錄的同時，也能掌握到排尿的次數及總量。

A太太的日記

十二月二十日

年底將近，一年裡總是忙碌著，這兒忙忙、那兒忙忙，一年也就快過了。過完了年，就是一個考試期。不知我的兒子要如何去應付人生的重大考驗。

如果世間一般人都免不了這一關，那麼逃避也無濟於事。我幫他注意考試情報，心情一則以喜一則以憂，只能為他做做消夜，每天都激勵他，我想每個父母都應該如此做才是。

這份記錄，一直持續到F先生去世的當天，而它也成為醫師判斷病患全身狀況的最佳資料。

自從開始作記錄後，大約只需一星期便可瞭解他大致的節奏及排泄量。因為給病患穿上尿褲，所以不必擔心他會失禁，而且也能從時間上瞭解排泄的節奏，所以，在尚未失禁之前也能讓他抓著東西站起來排尿，有時更能移動身體到廁所去。

「年紀大了之後，小便會斷斷續續，很不容易排出來，老是有餘尿，以為已經排尿完畢時，又滴滴答答地滴下來，我很擔心會在走廊上又滴下來。」

「對，對。所以才叫做老化啊！」

這是一位超過五十歲的男性所說的話。

據說，老化會在餘尿感及頻尿呈現出徵兆。

以F先生的情形而言，這種尿液斷斷續續的現象，

●給他穿上尿褲，便容易產生下列的症狀

沮喪	——精神上的打擊極大→喪失意願→依賴心大→痴呆症狀
無所謂	——對排泄的緊張感減退了→尿意減退→失禁
儘量不動	——不上廁所、不想起床→一直躺著不起來→痴呆
因為不會濺出	——濕了也毫不在乎→斑疹、尿路感染、褥瘡

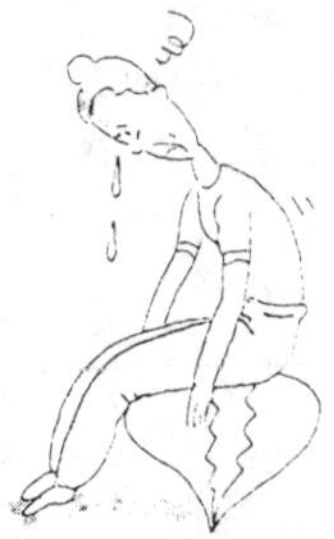

從排尿開始到結束便一直都是如此。A太太原本以為，男性排尿時是有勁地出來且一下子就會結束，但此時她自己一人暗中發現到，原來老年人的排尿是一點一點、滴滴答答地流下來。

為了順利地排尿，膀胱（將來自腎臟的尿液貯存下來的器官）有著充分的容積，也必須具有相對於貯臟尿液量的排泄力及收縮力，將貯存下來的尿液排出並收縮才行。

再者，經由腦部及脊髓所傳達的尿意，必須讓尿道的括約肌善自發揮功能，否則便無法成立。

另外，有一種男性高齡者的排尿障礙，那便是男性特有的前列腺肥大症。F先生在七十歲初便已經治療過，所以不必再擔心此病症。

注意事項

- 排泄失敗時，絕不可責備病患。老年人心裡會想：「自己身體下面的事不願讓人來照顧。」
- 儘量誘導他上廁所，讓他以自己的力量完成排泄。
- 在廁所及通道應裝上扶手，可能的話，就在廁所裡裝上扶手。
- 使用尿褲是最後的手段。

著色畫之妙

讓他的生活有所變化

F先生在客廳裡孤獨地度過時間，不知何時他的孫女坐到他旁邊來，找他玩摺紙遊戲。她誘導爺爺用剪刀剪下東西來著色。她希望將來能成為一位幼教老師，而且是一位專門學校的老師。她想到了兒童的情操教育所用的方法，也許對祖父的心理有某種幫助。

那天他們所做的是三～四歲兒童用的著色畫。也就是在紙上描出少女的臉部及洋裝的線條，而用蠟筆著色，是一件非常單純的事情。

將已經用過的舊蠟筆放在他面前，問他：「要用哪一支著色呢？」讓他拿他所指的蠟筆說：「現在我們來著色吧！」

F先生拿起橙色的蠟筆，一直注意著所要著色的畫，然後就開始激烈地著色。頭髮、臉孔、耳朵、嘴巴……。看起來他似乎對圖畫的輪廓多少有些意識，不過，卻將整張圖畫塗成橙色！而且，是用很用力的筆觸塗出來的。

在那一瞬間，她真不知該如何是好，但她很快地以

A太太的日記

十二月三十日

年底三十日，正在準備年菜時，娘家的父親打電話來說，母親緊急住院，要動緊急手術。事前沒有任何徵兆，突然聽到這個消息，著實嚇了一跳。父親說，不過並不是很嚴重，妳那邊也很忙，所以不必趕來。

「什麼，爸你說什麼？我馬上過來！」我飛奔了出去，所幸，我正在休假中，所以才有辦法分身。到了深夜，醫師所作出的診斷是母親可能罹患了末期的膽囊癌，這種情況的演變，真是令人感覺莫名其妙、難以置信。

上次和母親見面時，他還擔心我如此忙碌，但現在怎麼會變成這樣呢？老天爺，別跟我開玩笑，這不是真的！我不知這

熟練的處理方式向他說：「爺爺，你精神很好呢！」

接著，他拿的是黑色的蠟筆。本來以為他會塗在頭髮的部份，但卻以同樣用力的方式著色，塗成一片！不僅頭髮而已，連眼睛、鼻子、嘴巴都不管，全用黑色塗滿，差不多臉部的三分之一都被塗成黑色！

這種情形，看來令人著實嚇了一跳。家人根本無法瞭解，在F先生的頭腦究竟有何感覺正支配著他。那種著色時的激烈動作，以及激烈色彩，都是令人感到絕非常人的異樣行動。

F先生不喜歡中間色，而喜歡接近原色的顏色。深藍色、紅色、橙色、黑色都是。本來著色前的圖畫是一位天真的少女，但被他一著色，令人覺得已經遭受意想不到的色彩的暴力所襲擊。這種情形，看來彷彿他內心深處的某種，借助蠟筆發洩出來。

樣想了多少次。我根本就沒有好好地盡過孝心，請等一下啊——。

想起躺在病房裡的母親，我內心都不禁要吶喊，母親不要死啊！

以往，他是一位非常愛好美術的青年，很喜歡繪畫。將近八十歲時，他架起了畫板，用蠟筆畫過庭院裡的石塊。在畫面上，只有一個飯糰型的石塊，地面上則是堂堂皇皇擺置的大石，被他用藍色、咖啡色、綠色等複雜的色彩描繪出來。

那一幅畫，如果不加說明的話，一定沒有人知道他畫的是庭院的石頭。不過，他仍將它裱在鏡框裡，掛在房間裡，他每天都要看上一遍。很不可思議的是，這幅畫姑且不論其技巧如何，就是有一種存在感，感覺上它是實際存在的，是那麼真實。

這樣的他，竟然會以那麼狂暴的色彩去著色，這點確實令人始料未及。

F先生的著色遊戲後來也繼續做下去，幾乎快完成整本的著色畫。而其筆觸，卻絲毫未曾改變，在著色時

▼預防廢物症候群

因為身體虛弱，所以讓他躺下來會比較輕鬆——對於仍留存著各種能力的老年人，如果營造了下列的狀況或環境，那麼情形會變成如何呢？

如此一來，雖然目前乍看之下很普遍，但他將會因為躺在床上直接大小便，很快地就被一臥不起的廢物症候群所圍繞。所謂的廢物症候群，便是因為不使用仍可使用的身體機能，以致引起能力的減退。

●**一直讓他躺著**↓肌肉會逐漸萎縮↓關節無法活動↓退縮、退化。

●**自閉、孤獨**↓肌肉會日漸消瘦而變小，愈來愈無力↓肌肉萎縮↓骨頭變薄而容易折斷↓骨頭萎縮。

●**站起來時目眩**↓起立性目眩

●**自我的憎惡**↓二次性的精神障礙。

●**餘尿**↓失禁。

●**便秘**。

的表情也一直保持沈默不語。

當時，他究竟是很快樂抑或心情不定呢？這點倒不得而知。只是，我覺得他的孫女的體貼心意應該能傳達到他的心中才是。

注意事項

- 為他製造行動的目的。
- 給他報紙或雜誌，和他一起看電視。給他筆及筆記本。
- 引導他做簡單而他可能會做的工作。

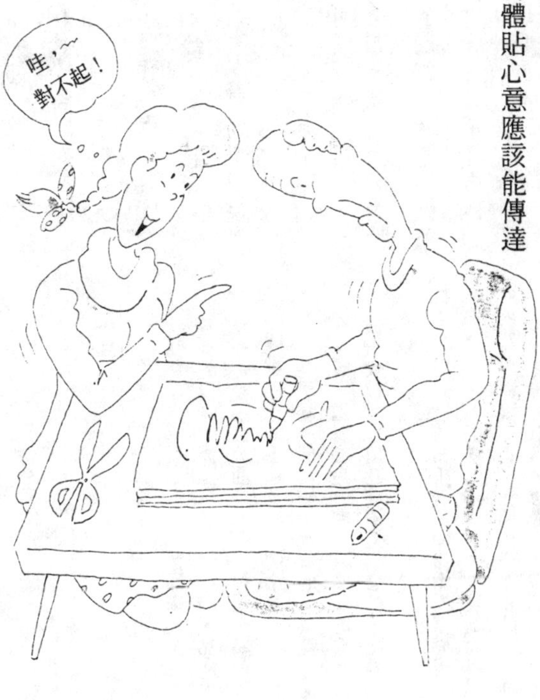

散步時的幫助，追踪他的視線

老年的視野會變窄，應預先保護其安全

還能順利步行時，妻子及A太太經常帶著F先生去散步。找他去散步時，他從未拒絕過，還會高興地說：「嗯。」

於是帶他的人也說：「好，那我們走吧！」

冬天時，就在防寒用的衣服上再加上羽毛衣，而脖子則圍著圍巾。腳上穿的是運動鞋。走路、活動以觀察季節的變遷及社會的百態為先決條件，也是最重要的目的。夏天時，有時也穿著單衣，而此時他的妻子就會給穿上很舒服、很端莊的衣服，使他看起來像是一位風度翩翩的紳士。這是他過世前二年的事。

A太太的日記

一月五日

今天，有一大堆的布丁！長女、丈夫及我每個人都買了三、四個回來。有各式各樣的口味，都是有名糕餅店的產品。大家都是為了公公而買回來，但是，為何大家都有同樣的想法及心意呢？

為了同一個目的，大家的步伐竟是完全一致，這實在是一件令人高興的事。以領帶代替毛巾掛在脖子上的公公，吃得很高興。

用湯匙將布丁送到他口中的婆婆說：「好，吃下去吧！」孫子們也鼓勵他：「爺爺吃得很好！」在那和平而和睦的一刻，全家人的心都感動莫名。

散步的道路，是他自壯年時代起便走慣的一條路。對這片土地，自有一份感情。他的腳步，走得較有節奏。A太太小跑步跟在他的斜後方，為了不妨礙他的視野，必須注意不要走在道路的中央。特別注意前方和後方過來的車子。

因為，老年人的視線所看到的車子，在他想要避開之前，會更早一步開近身旁，十分危險。但是，他本身似乎完全忽略了身旁的人，會一直朝著自己想走的方向走去，隨性而行。

A太太根本未決定要走什麼樣的路徑，於是問F先生：「您要走右邊或左邊呢？」他很快地就選擇了一邊走去。有時候，走一小時，有時候則可以多走三十分鐘，後者的情形不少。離家這麼遠不要緊嗎？為了預防臨時發生的狀況，A太太腰間的口袋裡都預先準備好一張千元大鈔，萬一要搭計程車才有錢。

在坡路及階梯前，就繞到他後方或跑在他前方，在瞬間中想著：當他跌倒時要如何幫助他？一方面想一方面走著。

有一次，他突然開始越過車道。因為那是不能穿越的車道，所以當時真是出了一身冷汗，虛驚一場。那時雖然大聲地喝止，但他不聽勸告，只是簡單地說了一句：「只不過如此罷了，我可以過去的！」

看他那模樣，似乎意味著：沒有號誌燈我也能毫無困難地越過車道，那些各種車輛狀甚囂張四處飛奔，而我卻無視於它們。

據說，老年人的眼睛因老化而使視野變得狹窄，有突發狀況時的判斷力，以及身體的反射神經會變得遲鈍。例如，想停止時無法停止，或想避開時也無法避開。

▼不擅於維持平衡

肌肉及骨骼老化而力量減弱，反射神經變得遲鈍，動作也變得緩慢。由於老年人有這些身體上的特性，因此想維持身體的平衡便很困難。

關節也不像年輕人那麼柔軟，突然停下或避開障礙，一面回頭看一面走，都很吃力。陪伴他們慢走會花較多的時間，所以往往令人心裡焦慮不已。

但是，看護者不妨將這段時間視為解放自身壓力的時間，放輕鬆一些，慢慢地走走看，也許會有意想不到的收穫呢！

由於他並不瞭解自己的狀況，所以，有時會遭遇到一些意想不到的事故。

在過紅綠燈時，過綠燈的時間長短，應考慮到老年人的平均步行速度，這點非常重要。

注意事項

- 雖然需花時間，但應讓患者本人能自由地走到滿足為止。
- 「車站前面新開了一家店鋪！」
  「公園有了花壇！」
  「今天有運動會。」
  以上述的話題，為他營造步行的目標，積極地誘導他。
- 要預先準備好不會滑倒的鞋子及拐杖。

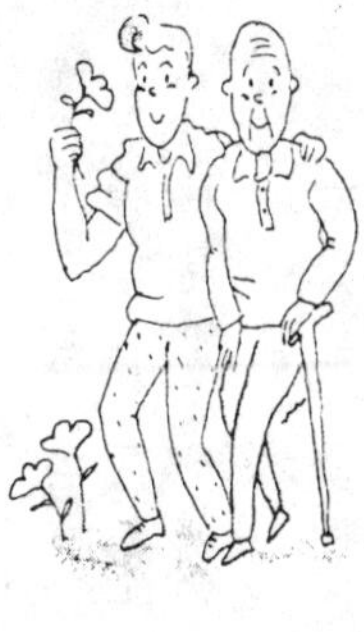

無法同時做二件事

對同時做二種動作很辛苦，每次只做一種

據說，年齡一大的人，都無法同時做二件事。「一方面聽搖滾音樂一方面解數學習題，一方面聽廣播一方面記英語單字，現在的年輕人真不認真……。」在有考生的三代同堂的家族裡，這個問題，往往成為談話的主題。雖然父母的那一代也是如此，但祖父母那一代，對這種同時做多種動作的習慣，是無法瞭解也不容許的。

九十八歲才壽終正寢的F先生的母親，常看不懂電視連續劇。她搞不清楚從哪裡是一部片子，劇情在說些什麼，若是有一五～三十秒的廣告，繼續熱鬧地播放出來，她就無法配合那種節奏，整理出頭緒來。廣告片的

A太太的日記

一月十五日

今天是次女的成人式。盛裝的她，看起來好像變成了另一個人似的。婆婆以很愉快的表情向她說：「恭禧妳了！」此時，她塗了口紅的嘴唇不禁笑顏逐開。

如果住院中的母親看到這種情景，不知會多麼高興！我們決定下午到娘家去，雖然現在母親不在家中，但大家仍興致勃勃，想到鄉下去走一走。

坐上車之後，覺得公公今天的樣子和平日不太一樣，車子開了五〇〇公尺時，我斷然地下車。盛裝的次女看來有一點悲傷的樣子，不過凡是有關祖父的事她都會看成自己的事。

事實上，我折回去是對的，我一回家他就開始發燒、出冷汗。請醫師來看，經

影像，即使按照順序播放出來，因為音樂及音效、特殊效果等多重影音，也會經常令人無法瞭解。

吃飯時又看、聽電視，對她來說也是一個不可思議的世界。如果是孩子，隨著年齡的成長，便能配合著節目的進行，一面吃飯一面看電視。愈是幼小的孩子，吃飯和看電視二件事愈是無法連在一起，通常都是分開進行的。我想有許多可能都看過一面拿著筷子一面看著電視的幼兒的模樣。晚年的F先生也是如此，嘴裡塞滿了食物，而食物快要從嘴裏掉出來，但他仍一直這樣看著電視，叫他一聲他就會開始咀嚼一下，但立刻又會被電視畫面吸引住。他無法同時做好幾件事，只有一次做一件事，否則便會出差錯。

有一天，他居然出人意料地同時做二件事，讓周圍的人震驚不已。

過診察、注射、開藥、服藥，忙亂了一陣，根本談不上成人式，就這樣過了一天。

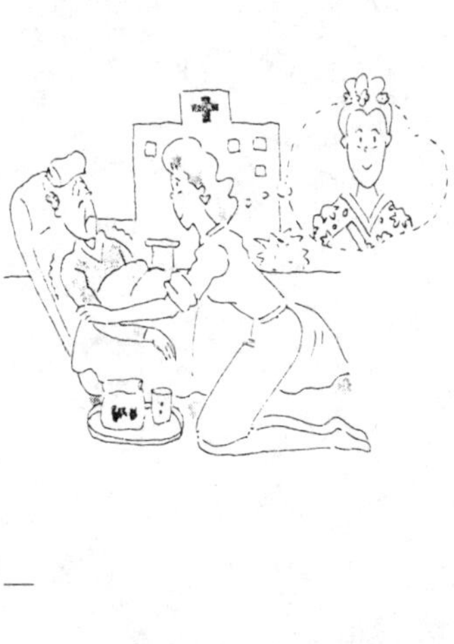

F先生為了小便，和往常一樣站了起來，但那次很不幸地，他來不及到廁所去小便一下子就灑了出來，而此時他竟同時走起路來。咦，到哪裡去？追踪他的視線，他的目標是離自己三公尺遠的桌上。當他將心情集中於排泄時，他的心也移動桌上的某個東西上面，而開始採取向那目標走去的行為。

放在嘴裡的食物掉出來會有圍兜接住，但此時很糟糕的是，小便很快地就灑在他走路的腳上。

注意事項

- 一個口令一個動作。「請先做這個再做那個。」這樣的指令是不行的。
- 「快點，快點！」「不行，不行！」「這樣痴呆，真是拿你沒辦法！」這些話都是禁忌。

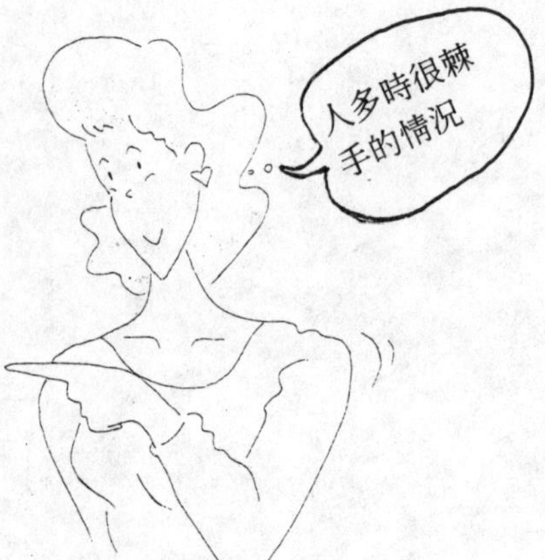

●對老年人而言很順暢的交談流程

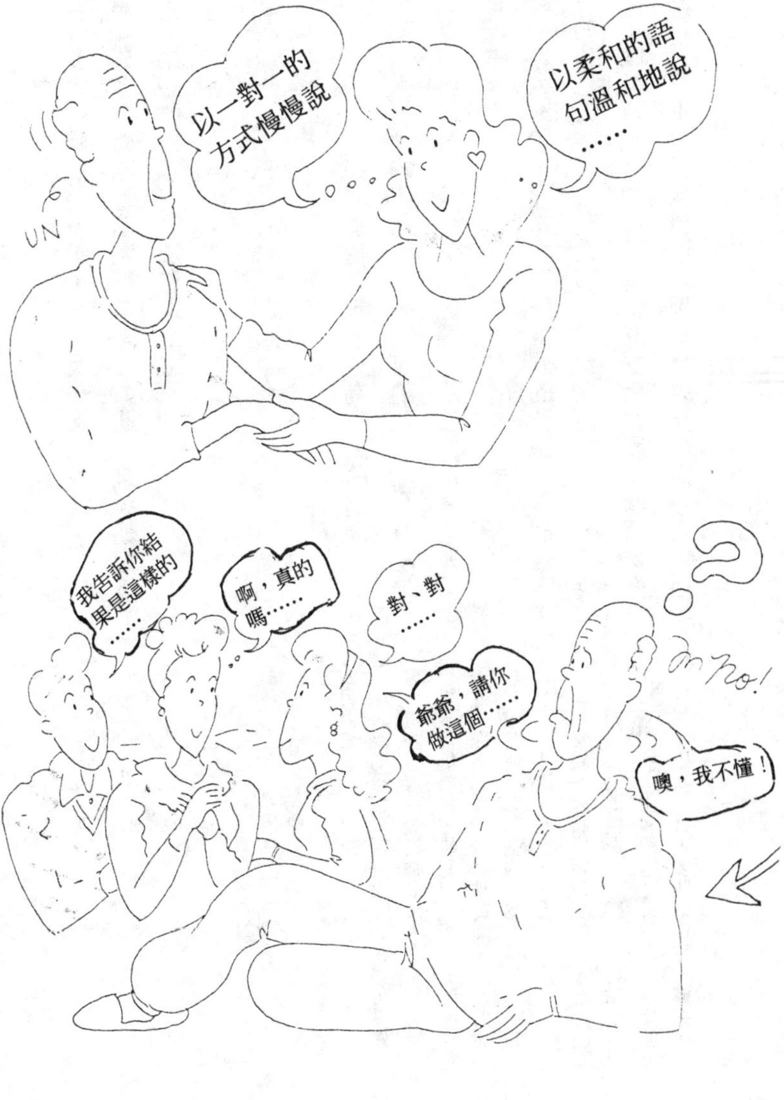
以一對一的方式慢慢說
以柔和的語句溫和地說……
UN
我告訴你結果是這樣的……
啊，真的嗎……
對、對……
爺爺，請你做這個……
噢，我不懂！

• 不要許多人同時對他說話，應每次一個人說話。
• 他對和許多同時閒聊感到很辛苦，如此一來，他會無法瞭解話題的內容，無法和人交談。

不讓他一臥不起的動力

如果能使老年人成為家人的偶像……

對於老人看護的印象，一般人無論如何都會有陰暗的感覺。電視、報紙及雜誌等媒體，不都有很多老人境遇悲慘的故事？

對老年人來說，從電視上所得到的資訊是他們最容易擁有的訊息，當這些老人們，看到電視的畫面所播映的影像及狀況時，會和自己的狀況互相對照，而將畫面投射到自己身上，想像自己是那些境遇悲慘的老人，而

A太太的日記

三月八日

入院的母親，獲得醫院的允許可以外宿。也許這次將成為她最後一次回家，所以院長可能為她安排和家人相聚的時間。一共是四天三夜。她心裡充滿了這樣的意念：要開朗一點、堅強一點，體貼大家的心意，珍惜每一天的日子。

和父親一起將母親送回醫院，然後回家一趟，公公則情況有一點不太對勁。卡在喉嚨的痰，由我們這些外行人來清除並不容易。這次，就不要將他帶到客廳去，

悲嘆著、恐懼著，最後，連生存的意志都萎縮了。資訊過多的社會，只會使老年人更加恐懼而已。而在他們身旁看護的人，將來也有可能成為需要別人看護的老人，他們又將如何自處呢？未來的時代，資訊會變得更為豐富，雖然瞭解社會上的狀況十分重要，但我希望，大家不要將得自電視、雜誌及報紙的資訊，視為是不久的將來也許會面臨的狀況的「預告片」。

F先生一家人，為了老人看護這個課題常接觸電視、雜誌及報紙。雖然獲得有益的知識是個不爭的事實，但後來他們就不再接觸那些資訊了。因為，媒體所報導的故事都非常悽涼，受到那種悲傷氣氛的感染，可能會使老年們產生負面的影響。

後來，對此更有一種反面看法，對於看護的態度逐漸固定為「應愉快、活潑、舒舒服服」，同樣要做這件

但此時他已經連將東西吞嚥下去都有困難。水、茶、果汁等飲料都無法飲用。

二天後，所有的家人都圍聚在他身旁，他靜靜地結束了八十八歲的一生。

事，便以積極的態度去面對。

對於看護老年人的態度，可分為二種。其中之一，是讓他恢復已經衰弱的機能，以回到自己仍可工作的狀態為目的，還有一種，是讓在剩下的時間裡懂得充實自己，如何完成人生的目的。大多數的人，在這二種態度之間擺盪，時有動搖。

但A太太的想法是不同的，她偷偷在內心想到的是後者的態度。但是，這二種想法實際上有著很大的差異。兩者都不能和醫療斷絕關係，但方向卻是相異的。

前者是期待醫療及看護能發揮合理而有效率的成果，因此，如果將來有可能恢復原來的狀態，就必須將醫療的系統好好地列入看護的項目之中。不，應該說是「將看護列入醫療系統之中」。這才是正確的態度。而後者是注重現在的感覺、氣氛、舒暢及快樂。也就是說

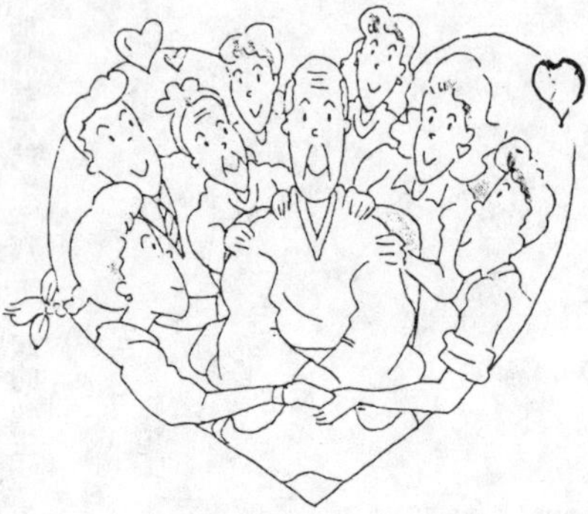

，以看護為主，而以醫療爲輔。

不用說，F先生一家人都傾向於後者。他們是以生活為中心，以營造氣氛為主。因此，不願讓F先生一臥不起。不讓將他排除在家人之外。為了這個共同的目標，他們全都盡心遵循「不改變過去的關係及位置」的方向。

早上起床，便為他換衣服、洗臉、整髮，彼此互道早安，每天都過著極其普通的生活，以普通的會話交談。即使是會發生各種奇怪的事，也不會大驚小怪。這樣一來，反而有了聊天的話題。如果萬一有任何誤解或做得不是很恰當的事，因為在任何家庭都會發生，所以家人都不介意。

F先生的長子，也就是A太太的丈夫，自從感覺父親逐漸老去開始，便自然地忘卻過去，而一直忽略了對父親的關心。「早安！」「我出去了。」「我回來了。」只要看到兒子的臉，F先生就放心了，但他的兒子似乎常忘了和父親打招呼。當熟悉的聲音充滿於房間時，F先生周遭的空氣便顯得柔和多了。僅僅如此，氣氛就會變得很溫馨。

沒有住在一起的兒子及他們的家人也會來看他。F先生知道與否並不重要，大家都彼此報告各自的狀況。雖然大家都覺得要照顧他很不簡單，但至少認為，只要目前這種情形能一直持續下去就很不錯了。因為一家人都是這樣想，這種家人的心意，直到最後一刻為止都是支撐F先生的動力來源，讓他沒有一臥不起。

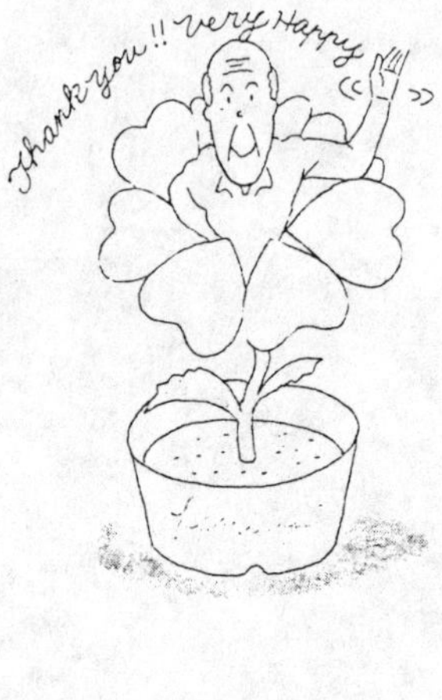

第二章

瞭解老年人的心態！

任何人都會面臨老年期
年齡大了之後我們將會變成如何呢？
如果瞭解老人的心態
便能瞭解老年人，和他們產生共鳴
如何照顧他們呢？
什麼是便利的器具？
為了不讓病患一臥不起的看護智囊——

何謂老化?

年齡大了之後身體會有什麼變化?

年齡到了某一階段,無論哪一部位,身體會因年齡的增長而產生變化。

體型、臉型、肌膚、毛髮的變化,一看即知,因為,構成身體的內臟、骨骼、肌肉的細胞都一一減少、變小,而身體全體也會逐漸萎縮、衰弱。

骨骼的鈣質減少,變成有如加了重量一般的狀態,而背骨因無法支撐自己的體重而彎曲,腳及手的長度也會縮短。

內臟的重量開始變輕。只有一直維持生命到最後一刻的心臟,到了相當年齡仍不會變輕。腦部比起其他的部位,似乎也不易變輕。

肌膚因為比年輕人少了三～四%的水份,所以會產生皺紋,無法綳緊,呈乾燥的狀態。

肌肉的變化,當然也很明顯,已失去以往的彈性。

●身體的變化

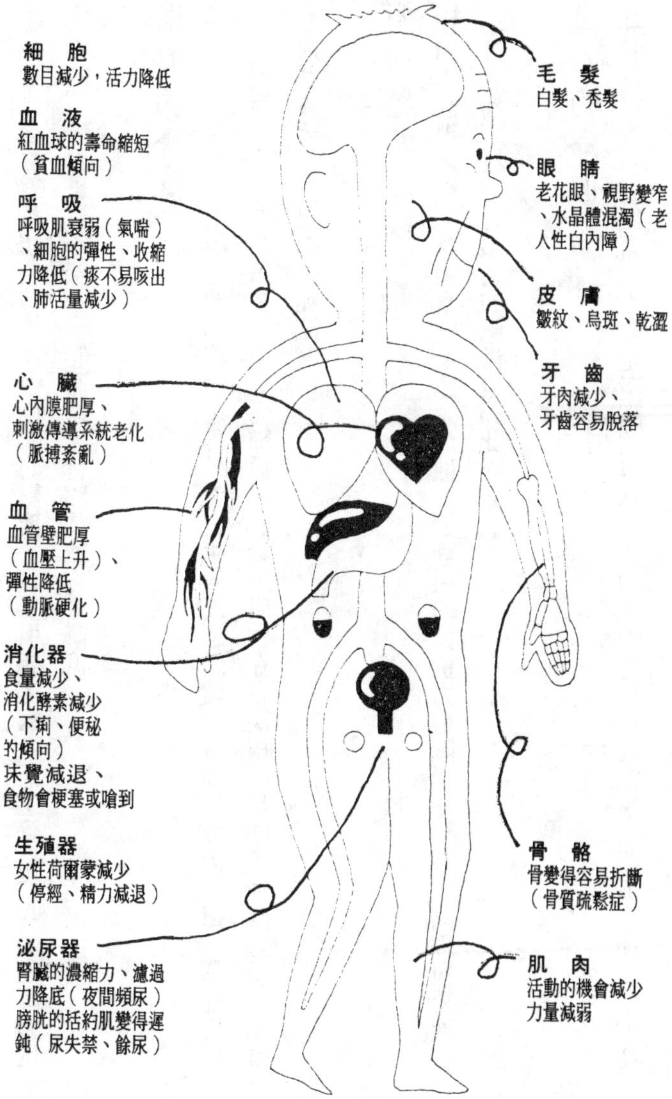
細　胞
數目減少，活力降低
血　液
紅血球的壽命縮短
（貧血傾向）
呼　吸
呼吸肌衰弱（氣喘）
、細胞的彈性、收縮
力降低（痰不易咳出
、肺活量減少）
心　臟
心內膜肥厚、
刺激傳導系統老化
（脈搏紊亂）
血　管
血管壁肥厚
（血壓上升）、
彈性降低
（動脈硬化）
消化器
食量減少、
消化酵素減少
（下痢、便秘
的傾向）
味覺減退、
食物會梗塞或嗆到
生殖器
女性荷爾蒙減少
（停經、精力減退）
泌尿器
腎臟的濃縮力、濾過
力降底（夜間頻尿）
膀胱的括約肌變得遲
鈍（尿失禁、餘尿）
毛　髮
白髮、禿髮
眼　睛
老花眼、視野變窄
、水晶體混濁（老
人性白內障）
皮　膚
皺紋、烏斑、乾澀
牙　齒
牙肉減少、
牙齒容易脫落
骨　骼
骨變得容易折斷
（骨質疏鬆症）
肌　肉
活動的機會減少
力量減弱

這些變化也會對身體的功能產生極大的影響，容易引起疾病，而感覺自己身體逐漸衰退了，增添內心的惶恐及不安。一般而言，有四種能力會降低。

預備力的降低

除了在日常生活上所必要的能力之外，還有生病或運動時所發揮的能力，這二種能力的差便稱為預備力。兩者的差會縮小，而肺臟、心臟、肌肉在有疾病時無法發揮其力量。也就是不能勉強或超乎自己能力範圍。

防衛反應的降低

預備力衰退之後，身體直接面臨了危機，對細菌的抵抗力會降低。再者，動作變得遲緩，容易遭遇到事故，對壓力的應付也因此而減低。

恢復力的降低

身體有自然的恢復力，也就是所謂的自然治癒力，而老化會使恢復力降低，使日常的疲勞及疾病拖得更久。運動之後腰部的疲勞及疼痛很難消除掉，也是因為這個原因。

適應力的降低

身體開始無法立即適應各種狀況，對於炎熱、寒冷等氣溫變化也無法像年輕人般適應良好，所以有必要提早使用冷暖氣。

身體產生變化時，心理也會受到影響

人是逐漸老化的，身體不會一下子就老化，而是靜靜地，一點一點地進行，但在精神上，並不一定會和身體一樣老化，也就是老化的速度不一致。

雖是高齡者，但仍很硬朗，熱中於高爾夫的人，或有寫詩的嗜好，而在大自然之中四處遨遊。他們乃精神奕奕時，仍有面對日常各種狀況的活力及氣力，但當他們遭遇到失去社會地位、退休、經濟上的不安，疾病及家庭環境的變化，人際關係的變化，好友、親人的死亡，意外的突發事故等狀況時，就很容易受到精神上的打擊，而往往因此而導致心理上的老化。

再者，因為身體的衰退，所以變得懶得去使用仍可用的身體功能，但身體功能是愈用愈好的，如果不使用它們，便容易導致能力及功能的降低（這稱為廢物症候群）。一般而言，進入老年期的老年人，心境上多多少少會感覺到自己已面臨了人生的末期，而在情緒上出現不穩定的狀況。

你將會有什麼樣的老年生活？

在數十年後，你是不是會成為圓滿、圓熟的類型？還是變成老化的依賴型？不管是哪一種類型，都是由現在的生活型態形成將來的人生類型。你不覺得，現在就預先做好準備比較明智嗎？

1. 你是否有老後仍能熱中的事情？（具有年輕氣息的興趣及關心）
2. 你是否能和任何人談天？（協調性）
3. 有沒有親密的夥伴？（自我封閉、脫離現實）
4. 你是不是頑固而毫無通融性？（以自我為中心）
5. 自己的事能由自己處理嗎？（生活獨立）
6. 有沒有鍛鍊身體？（健康管理）

●老年人情緒的變化

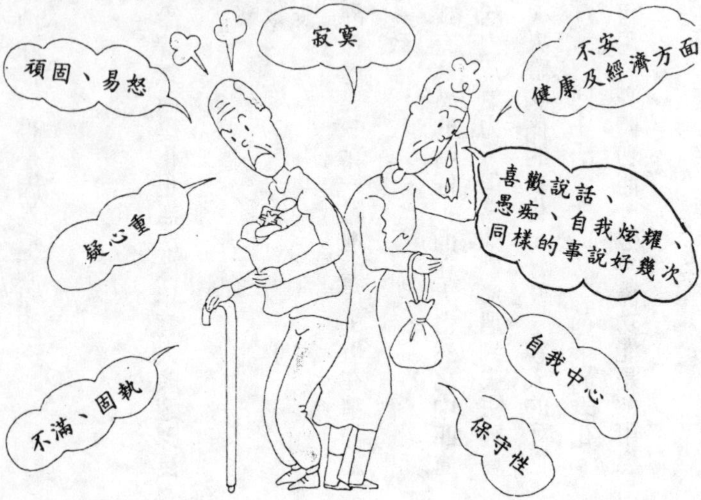
頑固、易怒
寂寞
不安（健康及經濟方面）
喜歡說話、愚痴、自我炫耀、同樣的事說好幾次
疑心重
自我中心
保守性
不滿、固執

老化的快、慢摻雜了各種要因

如各位所知，再沒有比老化現象更見個人差異的事。經常可以看到一些年紀輕輕的青年，似乎已經開始老化。這種情形，在同年齡者相聚的同學會及同樂會更是顯著。

老化，和圍繞個人的各種要素都有關係，而在個人的身上顯現出來。

長命百歲的生活信條

（海外）

禁酒、禁煙、住在空氣良好的鄉間，過著勤勉、有規律的中庸生活。
信仰神而建立圓滿的家庭，即使人生的運勢不佳，也應過著知足的生活。
——英國・西德

・過度勞累不好
・懶惰的人，無法長壽
・在空氣新鮮的戶外做運動
・沒有精神上的煩憂
・保持開朗的心情
・感恩的心情
・自然的食物
・一家團圓
・快活的性格
・合理的飲食生活
——蘇聯

●老化會受到各種因素的影響

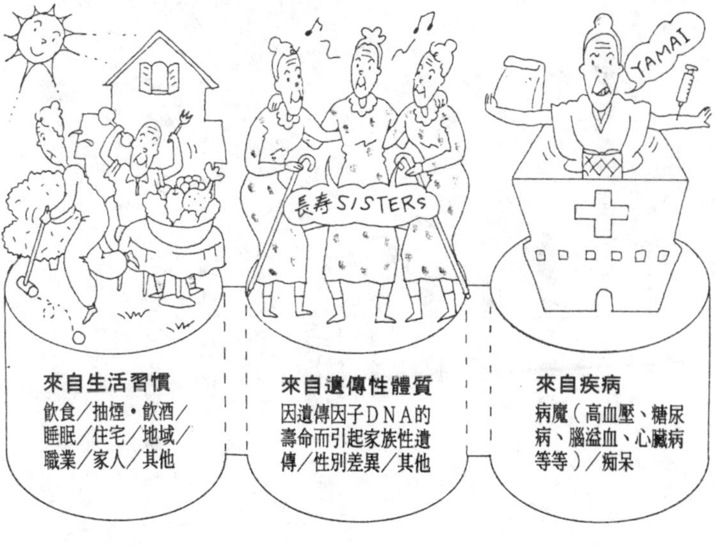

需要看護時

老年人真正需要看護的時候，是由於疾病及年齡增長而身體衰弱，或是一病不起，無法在生活上自立。

大多數的老年人，雖然一直保持著由自己處理自己事情的能力，但在大限將屆之際，這方面的能力會急速地衰退。

依照情況的不同，或是個人的差異，什麼時候變成什麼程度等等，去決定看護的時期及內容，但無論是哪一種情況，都希望能有巧妙誘導出老年人僅剩的機能及氣力的看護。

疾病的各種情況

●罹患何種疾病而接受診療（％）

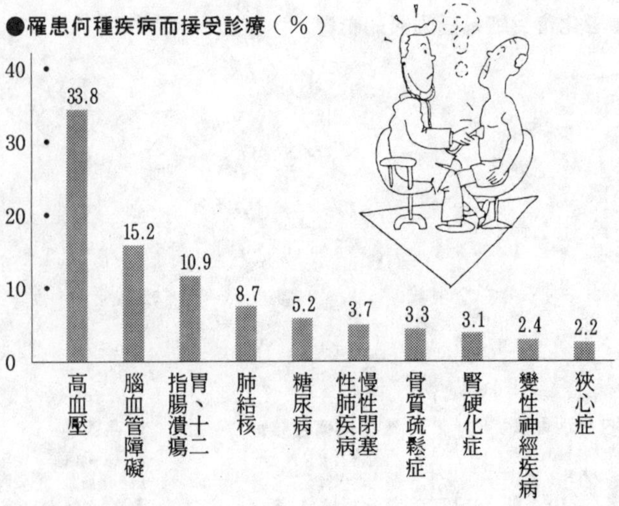

老年人的疾病，不易出現症狀，有時則完全沒有任何疼痛，而有時又不易掌握到疾病的特徵。在陳述病情時，老年人更無法像年輕人那樣正確、清楚地表達出來。所以，日常的觀察便成為最重要的工作。不妨善加掌握平常時候健康狀態的狀態。

治療中及出院後，和平常時候不同，老年人身心都極不穩定，很容易過著消極的生活。所以，希望能從事於不會讓他們一臥不起的看護。

■老年人比較常見的疾病

由於眼睛的功能降低所引起的疾病

動脈硬化、高血壓症

腦部及心臟的疾病

骨骼及關節的疾病

糖尿病

呼吸器官的疾病

這些疾病的併發症

二次性精神障礙

因年齡增長而生活無法自立

此時最重要的是，應協助他發揮僅剩的能力，使他們在面臨人生的最後時刻時，能過著很有精神、舒適的生活。

飲食的準備、換穿衣服、排泄、入浴、擦拭身體、掃除穢物、洗濯衣物……等等，這些在漫長人生中已經習慣的生活動作，如果給予協助，出乎意料地他們都能做得很好。雖然確實會花費時間，但是，儘管小事也能自己做的自信，會讓老年人產生自信及活力。

■應注意廢物症候群

如果認為老年人年紀大了，或因為他們身體衰弱了，便讓他們一直躺著，是很不好的事。

過度幫助他們成為過度保護。

應儘量使他們感覺自己是家人的一份子。

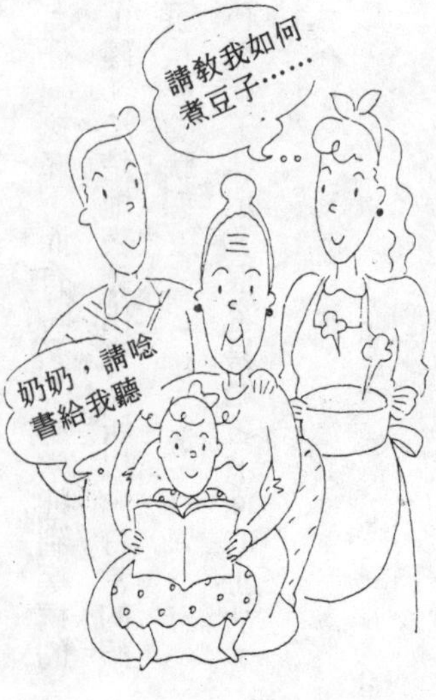

孤獨症候群

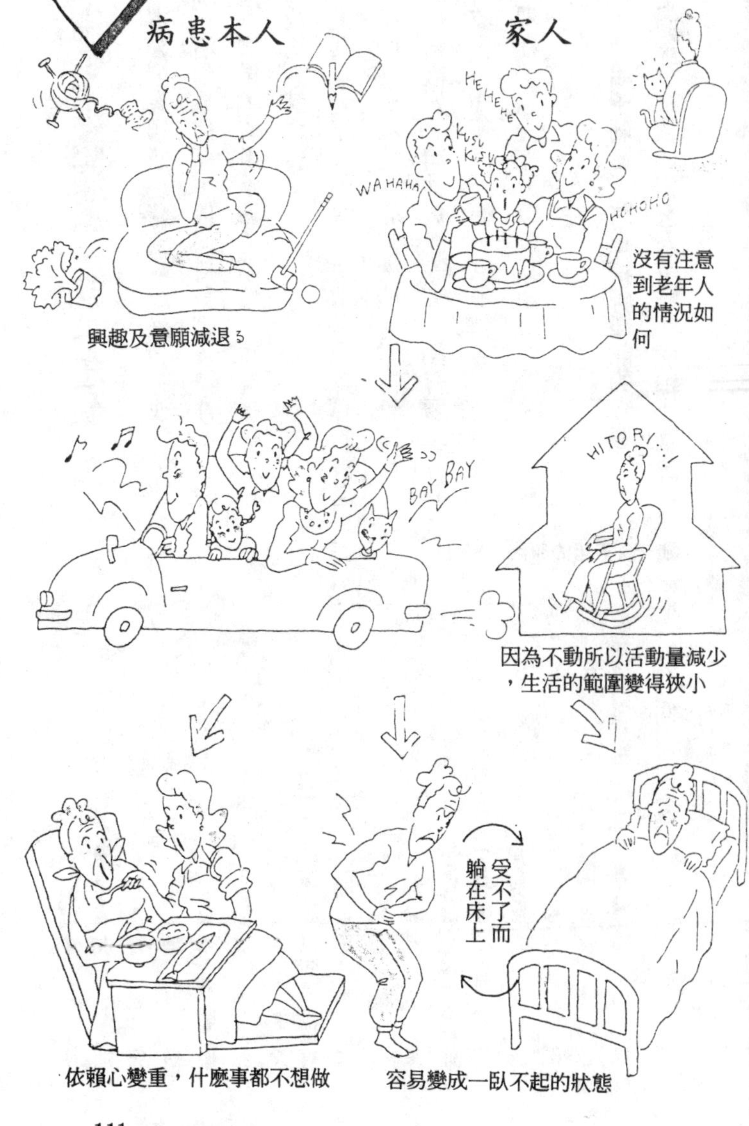
病患本人
家人
HEHEHE
KUSUKUSU
WAHAHA
HOHOHO
興趣及意願減退る
沒有注意到老年人的情況如何
BAY BAY
HITORI…!
因為不動所以活動量減少，生活的範圍變得狹小
受不了而躺在床上
依賴心變重，什麼事都不想做
容易變成一臥不起的狀態

為了不讓病患一臥不起

本來，人類便是藉由站或坐，走或臥，笑或想，活動或休息，以保持身體及精神機能的平衡。如果不使用手腳及頭腦，作為一個人的機能及能力就會衰退。

尤其是老年人，會很快地呈現身心的衰退。手腳的運動機能、心肺機能、維持骨骼及肌肉的代謝機能、精神機能等等，都有顯著降低的現象，不知哪一天便一臥不起。

現在，請先充分瞭解其預防對策、改善對策。

1　給予刺激，防止精神機能的降低

儘量設法讓他和家人接觸。或讓他看著時

●一臥不起的原因（％）

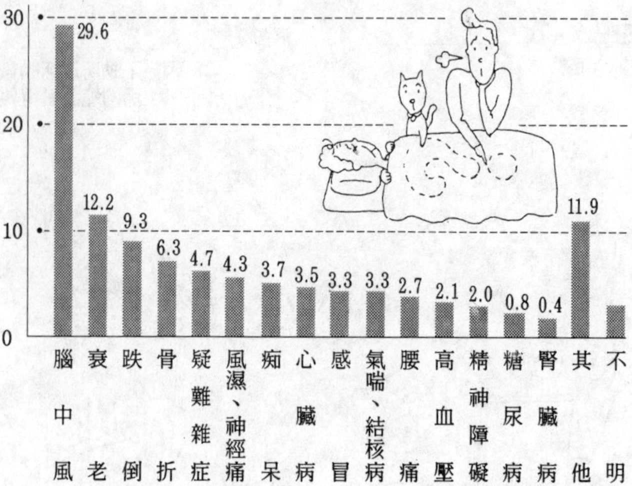

鐘、月曆、電視等等，對他說話。

要有和別人接觸的機會。帶他去散步、購物，讓他和廣闊的世界接觸，有意識地給予精神上的刺激，也很重要。

2　或坐或站或走，以維持肌肉及心肺機能

飲食、排泄、入浴、洗臉等機會，以及起立、步行、移動等運動，可以強化體力。

3　活動關節，預防萎縮及肌力降低

扭動手指、腳踝、手腕，以使關節彎曲或伸展。

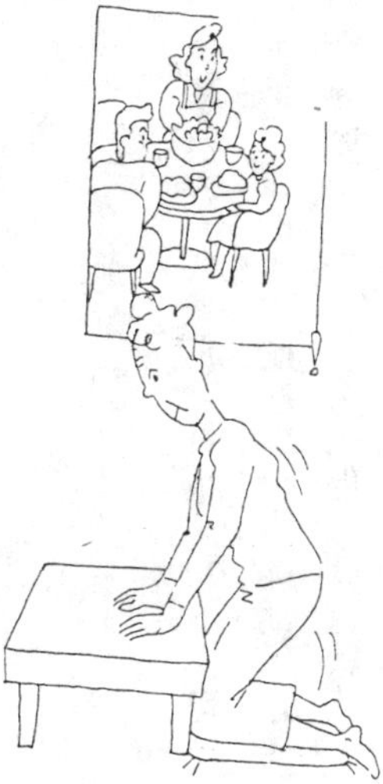

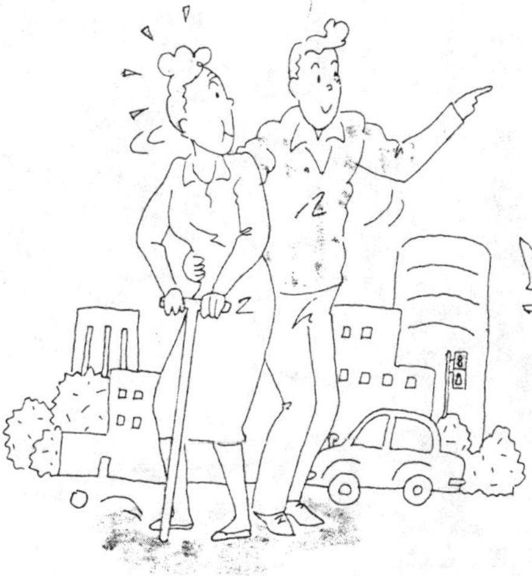

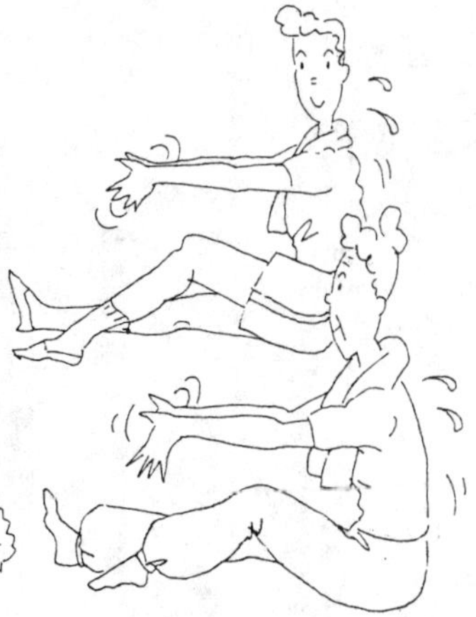

如果一臥不起的話——

萬一因為疾病、痲痺或衰弱而一臥不起時，為了要使他沮喪而不安的心情變得開朗，首先應在房間方面下工夫。儘量給他一個寬敞的空間，將時鐘、月曆、花瓶放在看得見的地方，讓他擁有廣濶而舒適的視野。

為了讓他躺著也能瞭望整個房間的情況，將床舖、棉被放在視野良好的地方，如果能讓他由窗戶眺望外面的景色，或看到鄰居們的動向，那就更理想了。

身體已經非常衰弱，無法由自己保護自身的安全。他們無法獨自行動。如果不是家人主動去找他們，他們就只能生活在孤獨之中，他們最需要精神上的支持及安慰。

●日本性別、年齡別的臥病者人數

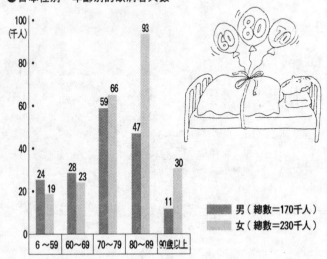

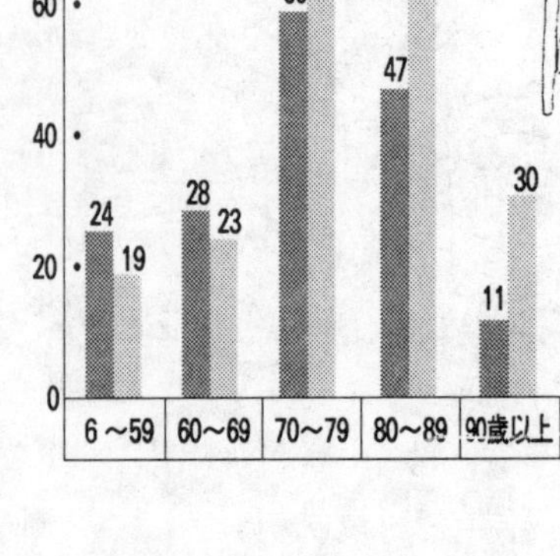

對於老年人的照顧

看護的目標便是自己希望別人照顧自己的程度

當面臨老年人臥於病榻，身體無法步行時，不管哪一個家人都會緊張萬分，彼此商量著由誰來照顧他。即使以前看過書籍也聽過別人提及，已經有了預備知識，但當真正面對眼前所發生的事實時，還是會比原本心裡所想像的更感覺到嚴重性。

這種不安會一直持續到什麼時候呢？白天及夜晚是否能撥出時間看護他呢？請什麼人來協助比較好。經濟及空間應如何安排？想起來問題的確是不勝枚舉。如果年輕的一代都忙於

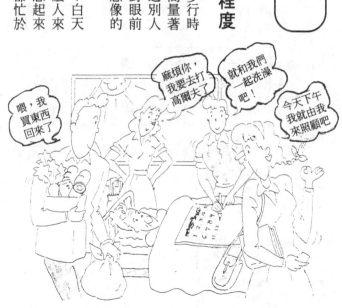

工作，而沒有人手可以看護時，心理上會特別緊張。所以，應儘量蒐集正確的情報。

首先，應蒐集有關老年人身心狀態的資料，以及家庭看護的內容。此時，一定要請專家做一些建議，他們會將各種情況做一番整理，告訴你需要什麼，使用什麼方法比較適合，以及看護時技術上的指導。此時，當初感覺到的看護沈重壓力，能整理出一番頭緒，開始瞭解整個概念。不要慌亂、應冷靜下來，以誠意去面對一切，如此應該可以找到一個好方法。

因為要看護病患，所以必須不得不調整自己的生活時間，但那也是無可奈何的事。當自己將來面臨了老年期，反而站在需要被看護的立場時，自己希望別人如何做呢？所以，並不是看表面，而是探究自己真正的心情，將心比心，去判斷病患的需要，這點非常重要。

有必要接受「老化」的體驗學習嗎？

「如果要使人成為一個不會拒絕老年人的人，最好的方法，還是要讓他直接在周遭體驗老年人的生活。」

「當老年人搖搖擺擺地走在步道時，有騎自行車的年輕人迅速地從他的旁邊過去，而這位年輕人，根本就沒有考慮到要避開他或讓他過去。」

「現在的人們，並不瞭解老去究竟是怎麼一回事，也沒有那種環境，雖然也有三代同堂的家庭，但因為老年人並非家庭的中心，所以大家都認為老年人是落伍的、庸俗的，根本無法溝通，正因如此，對老年人的心理便所知有限了。

「現在的人們，最重要的是考慮到自己本身也會老去，以老年人的心態去揣摩老年人的心理，如此便可瞭解應以何種態度去對待老年人了。」

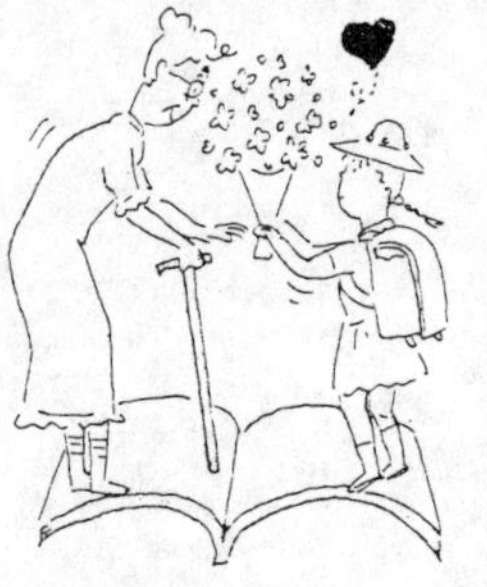

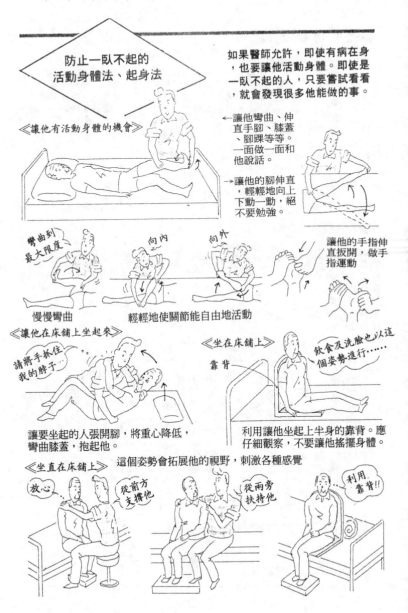

防止一臥不起的活動身體法、起身法

如果醫師允許，即使有病在身，也要讓他活動身體。即使是一臥不起的人，只要嘗試看看，就會發現很多他能做的事。

《讓他有活動身體的機會》

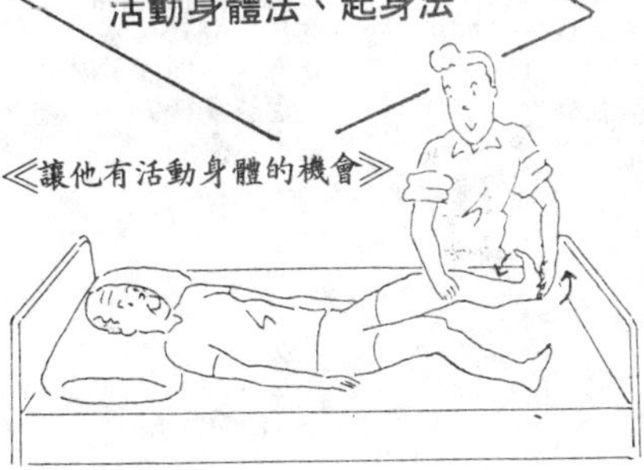

←讓他彎曲、伸直手腳、膝蓋、腳踝等等。一面做一面和他說話。

→讓他的腳伸直，輕輕地向上下動一動，絕不要勉強。

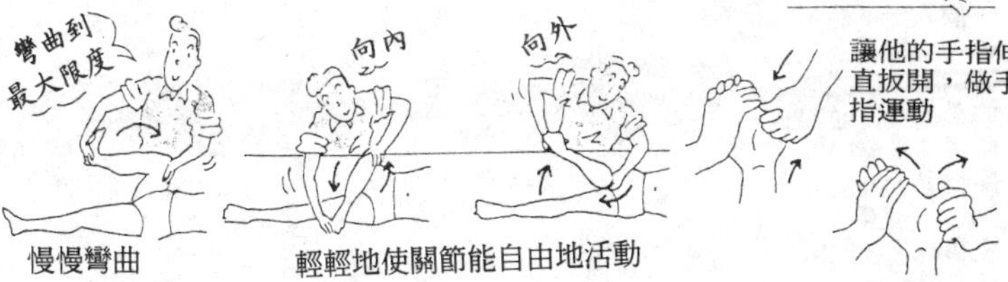

彎曲到最大限度
向內
向外

讓他的手指伸直扳開，做手指運動

慢慢彎曲　　輕輕地使關節能自由地活動

《讓他在床鋪上坐起來》

請將手抓住我的脖子…

讓要坐起的人張開腳，將重心降低，彎曲膝蓋，抱起他。

《坐在床鋪上》

飲食及洗臉也以這個姿勢進行……

利用讓他坐起上半身的靠背。應仔細觀察，不要讓他搖擺身體。

《坐直在床鋪上》　這個姿勢會拓展他的視野，刺激各種感覺

放心
從前方支撐他
從兩旁扶持他
利用靠背!!

≪用拐杖走路≫

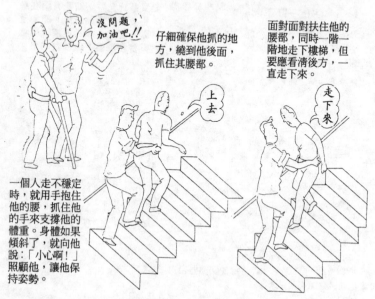

一個人走不穩定時，就用手抱住他的腰，抓住他的手來支撐他的體重。身體如果傾斜了，就向他說：「小心啊！」照顧他，讓他保持姿勢。

≪上下樓梯≫

仔細確保他抓的地方，繞到他後面，抓住其腰部。

面對面對扶住他的腰部，同時一階一階地走下樓梯，但要應看清後方，一直走下來。

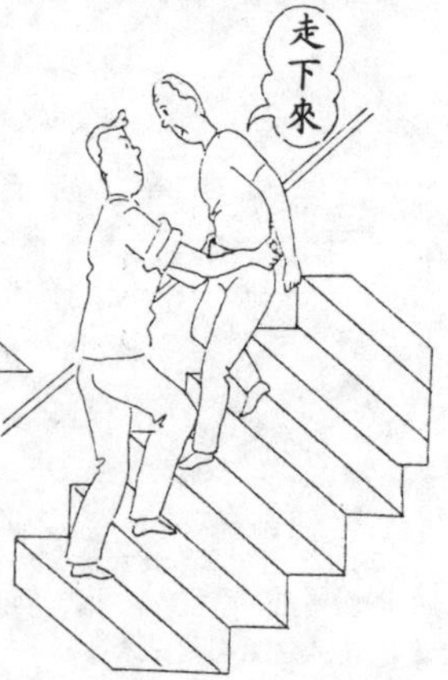

扶欄的角色

扶欄是老年人及殘障者生活上的必需品，為了他們的安全，在改建住宅內部及整修結構時，是不可或缺的考慮因素。

扶欄可以預防跌倒的危險，保持身體的平衡，防範事故未然。再者，使不穩定的動作更加穩定，對身體有障礙及行動有困難的人，可以助其一臂之力。

另外，扶欄給予使用者安全感，幫助他們確認方向，以扶欄為中心，移步前往室內各處。使用者扶住扶欄時，也等於一種運動，家屬不妨幫助他們上下活動。

總之，扶欄在看護上扮演了極為重要的角色，它既簡單又方便，值得病患家屬採用。

巧妙地幫助他站立或步行

如果踏下去的腳力較弱的話，這些動作做起來就很困難，但由看護者引導便能移動相當的距離。

≪站起來≫

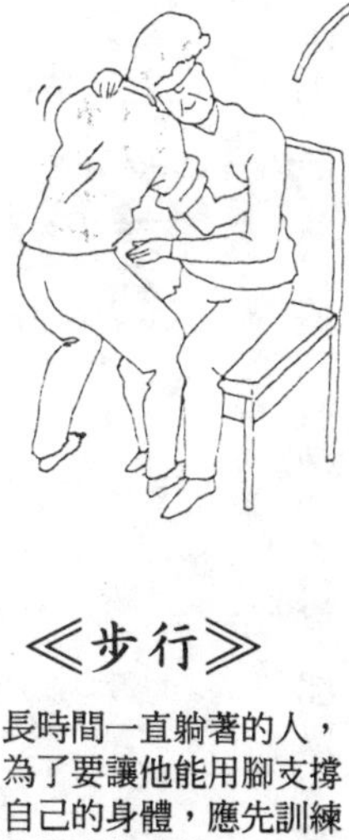

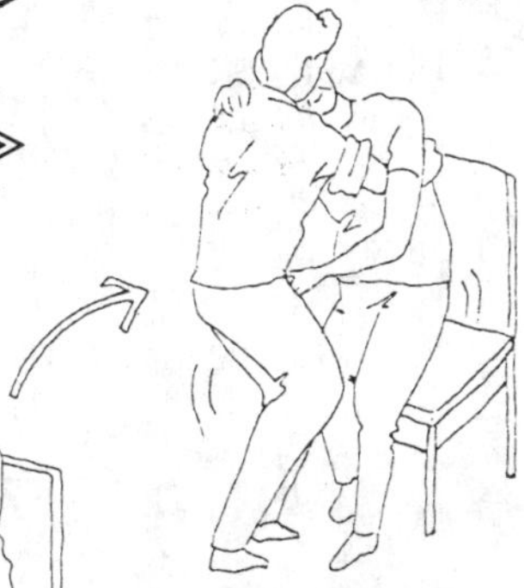

從座位上站起來時，有時會搖晃不定，或力量無法使上又癱軟下去，此時如果以彎曲或屈身的狀態去幫助他，他便能做得輕鬆一點。

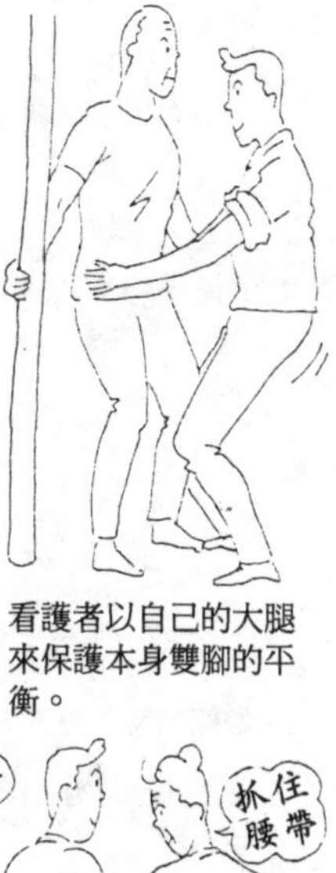

看護者以自己的大腿來保護本身雙腳的平衡。

≪步行≫

長時間一直躺著的人，為了要讓他能用腳支撐自己的身體，應先訓練他站立的姿勢，然後再步行。而對於那些因機能減退而變成步行困難的人，應注意不要讓他跌倒。如果在步行時給他戴上腰帶或力帶，扶持他時更方便，當然，為了讓他步行而設置的扶欄比較能令人放心。（力帶請參照124頁）

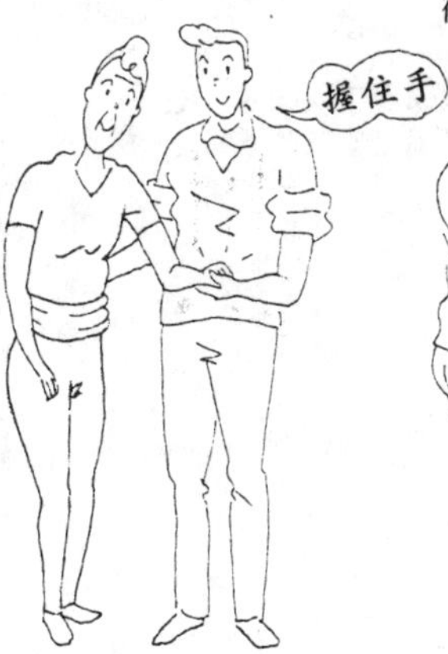

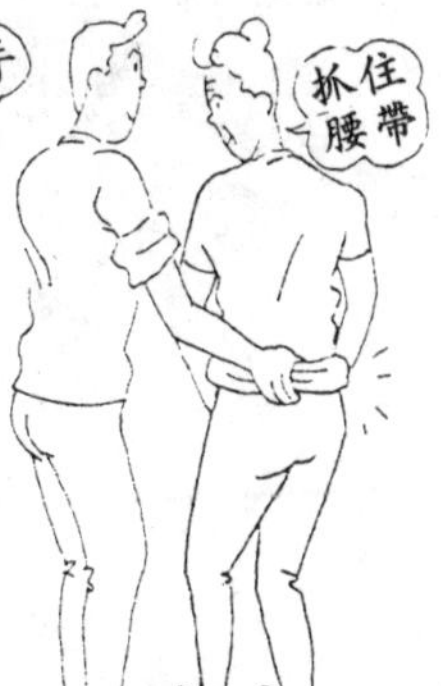

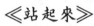

●經常保持清潔，擦拭的要領

病患無法入浴時，應以熱毛巾擦拭全身，進行清潔的工作。

擦拭不僅能除掉皮膚上的污垢，同時也能刺激身體的每一部位，所以能促進血液循環及新陳代謝，更能預防細菌感染。對於長年久臥病榻的老年人，這樣做也能預防發生褥瘡。

如果病患可以站起來，就讓他抓住某種東西站著，為他擦拭即可。以臉部、手部、胸部、腹部、腳部、背部的順序擦拭，方向則向身體的中心擦過去。

暖和的太陽，或是室溫二十～二十四度最為適合，身體露出的部份，以毛巾為他覆蓋。

做很不熟練時，不妨以二、三天為一單位，一部份一部份慢慢地做，在預定的時間內全身擦拭完畢即可。

擦拭可以使心情清爽。老年人會說：「似乎全身都活起來了！」他們的興奮之情溢於言表。這可能是因為他們感到我們淋浴時的爽快感的緣故吧。視情形給他們毛巾擦拭，讓他們自己動手，也是有益於老年的運動之一。

●擦拭時的方向及順序

首先從臉開始，接著是手、胸部、腹部、腳、腿、背部，不管站立或躺下都是一樣。

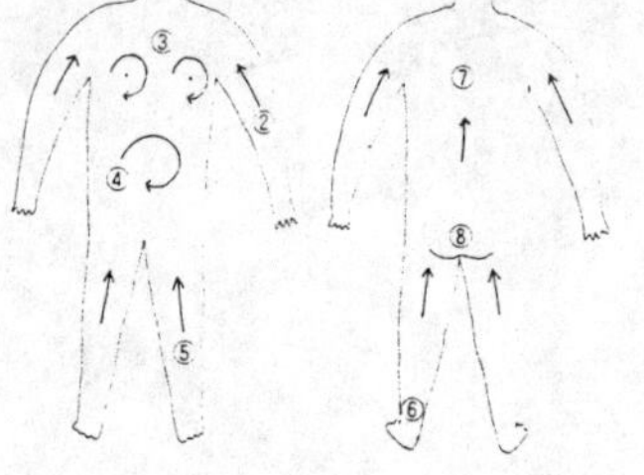

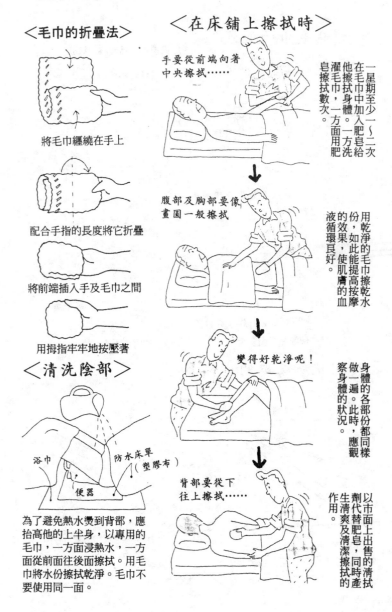

<毛巾的折疊法>

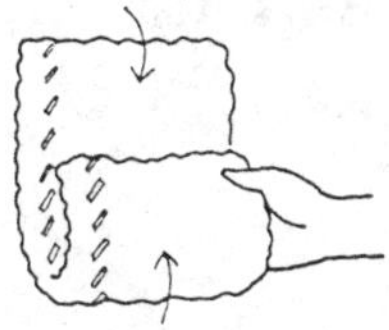

將毛巾纏繞在手上

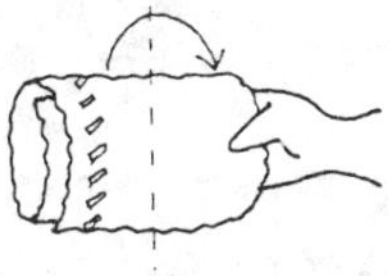

配合手指的長度將它折疊

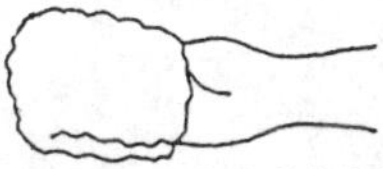

將前端插入手及毛巾之間

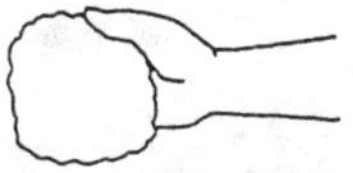

用拇指牢牢地按壓著

<清洗陰部>

浴巾
防水床單
（塑膠布）
便器

為了避免熱水燙到背部，應抬高他的上半身，以專用的毛巾，一方面浸熱水，一方面從前面往後面擦拭。用毛巾將水份擦拭乾淨。毛巾不要使用同一面。

<在床舖上擦拭時>

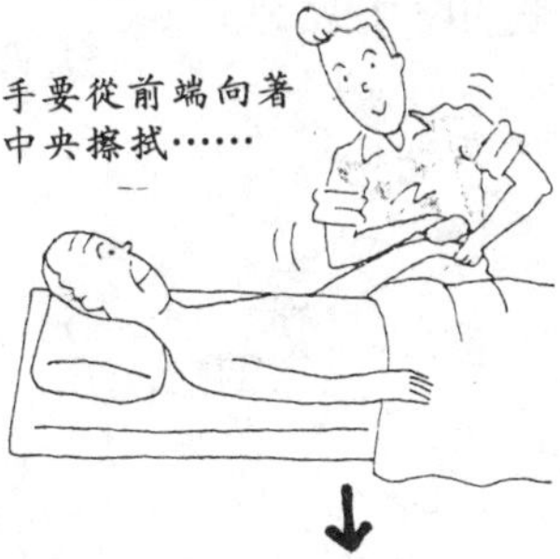

手要從前端向著中央擦拭……

一星期至少一～二次在毛巾中加入肥皂給他擦拭身體。一方洗濯毛巾，一方面用肥皂擦拭數次。

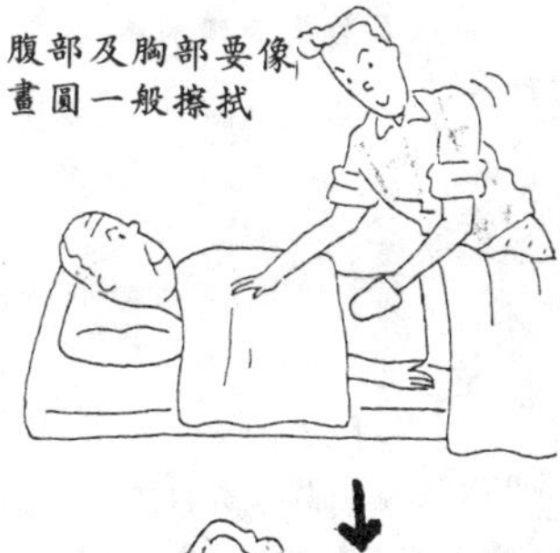

腹部及胸部要像畫圓一般擦拭

用乾淨的毛巾擦乾水份，如此能提高按摩的效果，使肌膚的血液循環良好。

變得好乾淨呢！

身體的各部份都同樣做一遍。此時，應觀察身體的狀況。

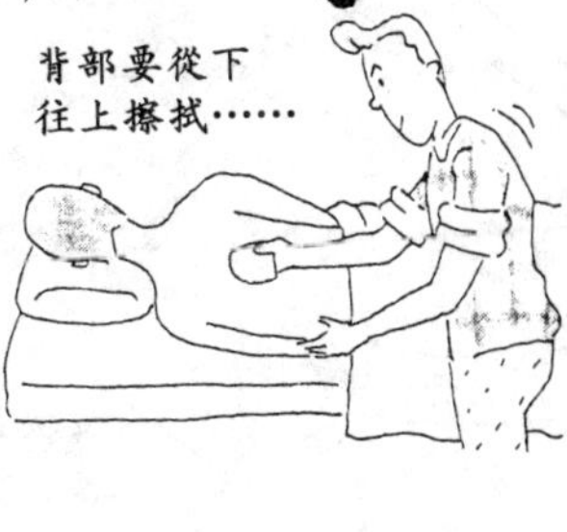

背部要從下往上擦拭……

以市面上出售的清拭劑代替肥皂，同時產生清爽及清潔擦拭的作用。

＜熱毛巾的做法＞

①如何使用微波爐的方法

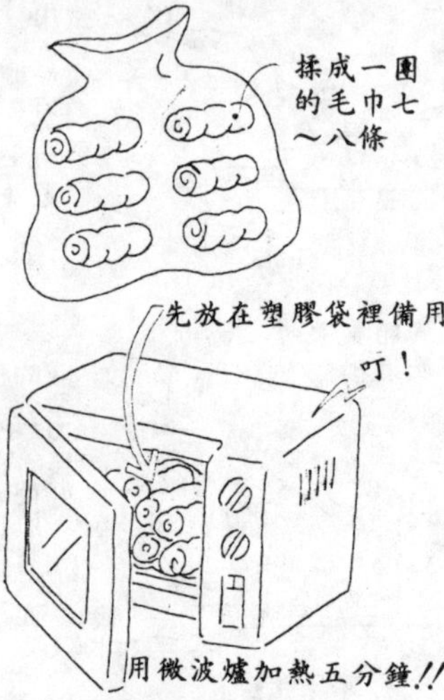

一次便能熱好很多毛巾

②澆淋熱水然後將它擰乾的方法

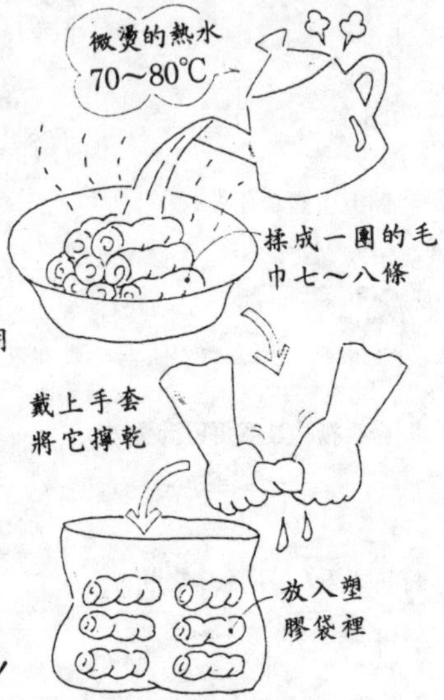

微燙的熱水
70～80℃
揉成一團的毛巾七～八條
戴上手套將它擰乾
放入塑膠袋裡

放入袋中攜帶比較方便

＜擦拭所必要的用具＞

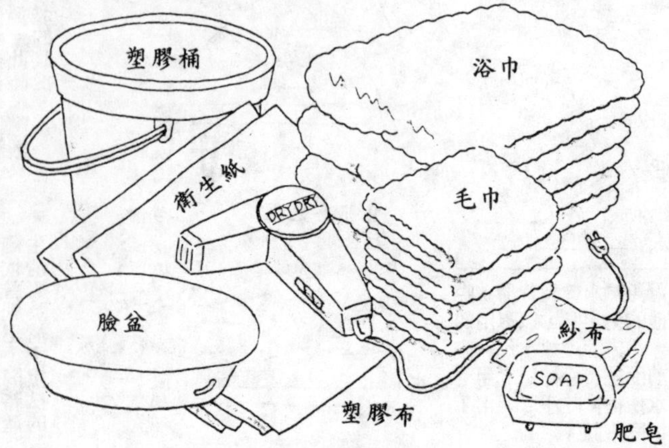

●淋浴可使身心都得到解放

對老年人來說，入浴是最高的樂趣。然而，如果腰部、腳部衰弱的話，他們就無法以自己的力量入浴，想要幫助他們必須下一番功夫。

入浴可使新陳代謝良好，帶給病患舒暢的心情，但對身體已經非常虛弱的老年人來說，那是十分沈重的勞動。不要給他泡長時間的熱水澡，用三九～四十度略微暖和的熱水比較適當。事前應先把浴室及脫衣的地方加熱，保持適當的溫度。

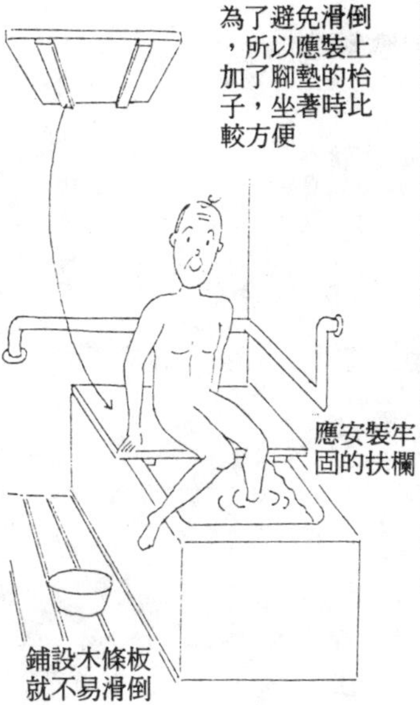
為了避免滑倒，所以應裝上加了腳墊的枱子，坐著時比較方便
應安裝牢固的扶欄
鋪設木條板就不易滑倒

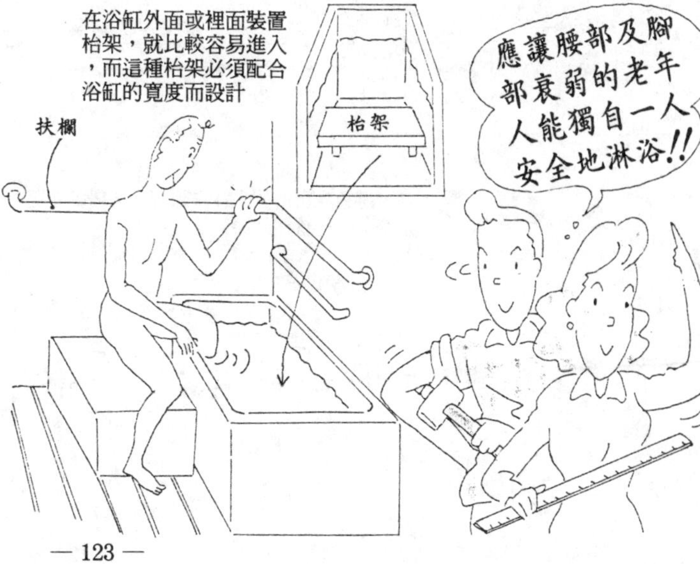
在浴缸外面或裡面裝置枱架，就比較容易進入，而這種枱架必須配合浴缸的寬度而設計
扶欄
枱架
應讓腰部及腳部衰弱的老年人能獨自一人安全地淋浴!!

不能獨自進入浴缸時應幫助他

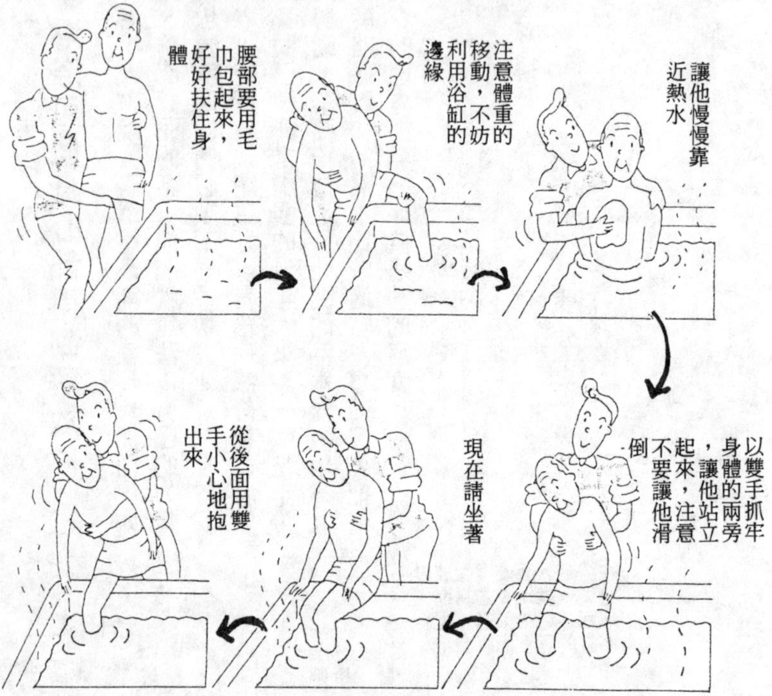
腰部要用毛巾包起來，好好扶住身體
注意體重的移動，不妨利用浴缸的邊緣
讓他慢慢靠近熱水
以雙手抓牢身體的兩旁，讓他站立起來，注意不要讓他滑倒
現在請坐著
從後面用雙手小心地抱出來

＜力帶的纏繞法＞

為了避免身體滑倒，在腰部纏上力帶就會更安全。步行或移動時也能利用。

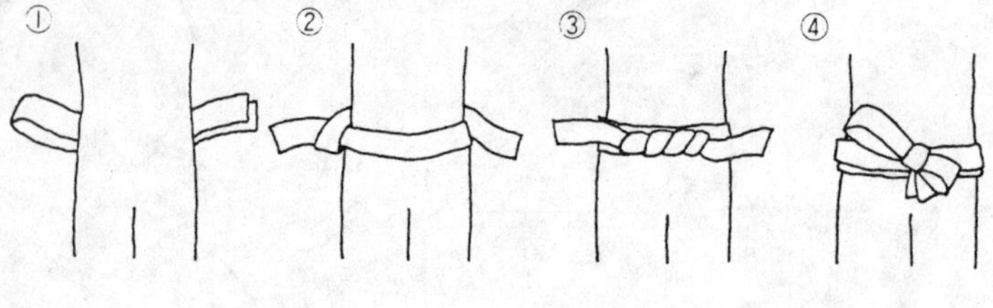
①
②
③
④

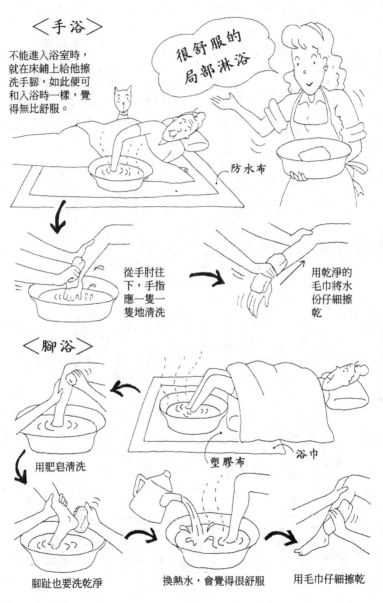

＜手浴＞

不能進入浴室時，就在床鋪上給他擦洗手腳，如此便可和入浴時一樣，覺得無比舒服。

從手肘往下，手指應一隻一隻地清洗

用乾淨的毛巾將水份仔細擦乾

＜腳浴＞

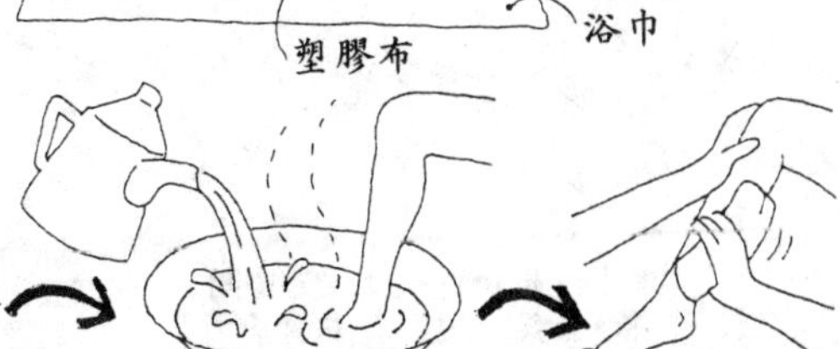

用肥皂清洗

腳趾也要洗乾淨

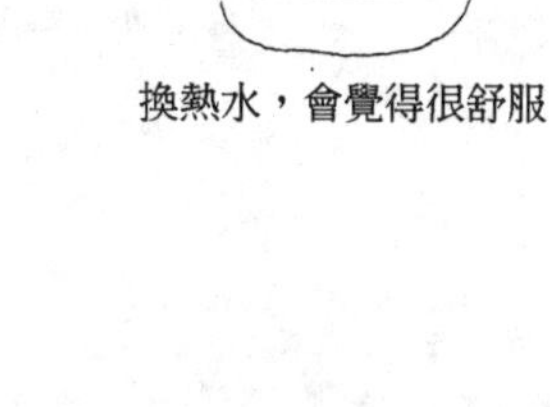

換熱水，會覺得很舒服

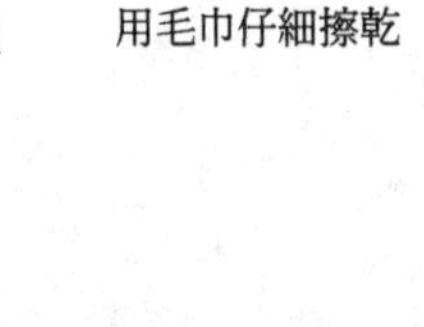

用毛巾仔細擦乾

＜洗髮的方法＞

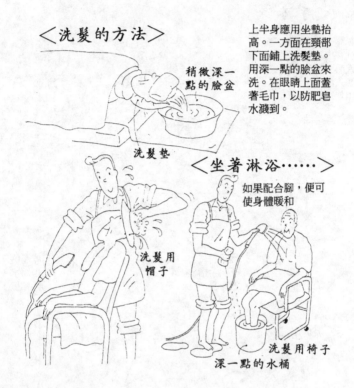

上半身應用坐墊抬高。一方面在頸部下面鋪上洗髮墊。用深一點的臉盆來洗。在眼睛上面蓋著毛巾，以防肥皂水濺到。

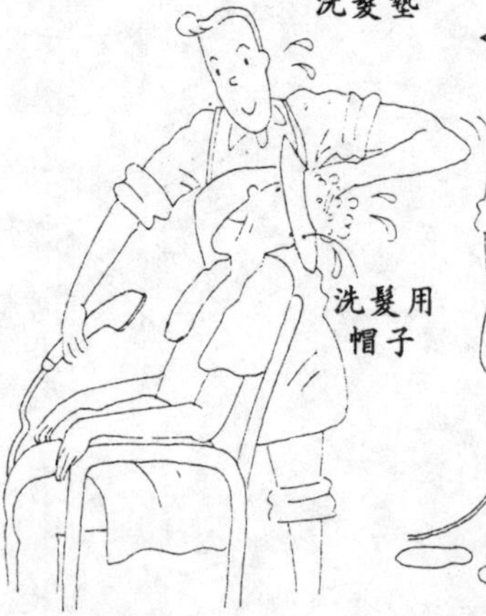

＜坐著淋浴……＞

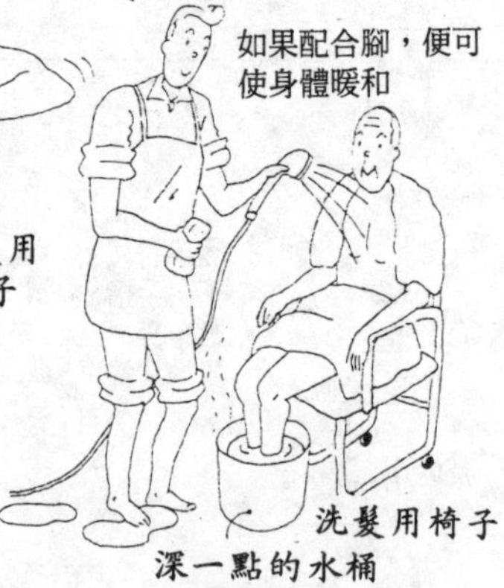

＜洗髮墊的製作方法＞

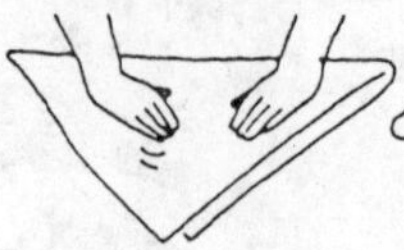

將毛巾對折，折成三角形，然後由底部捲起。

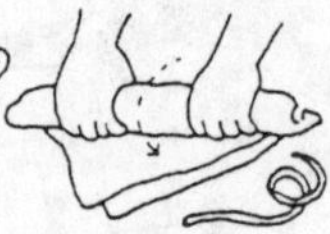

捲起時要在中間放入一根繩子。

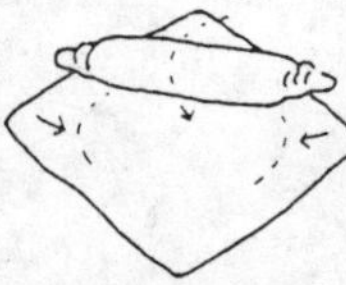

將它放在塑膠布上，然後如圖所示捲起。

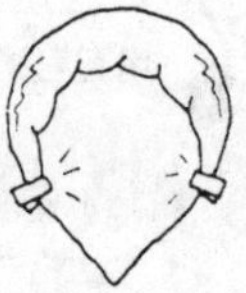

將兩端用曬衣夾固定，然後將裡面翻過來。

●三餐應快快樂樂地享用

老年人對食物的消化及吸收能力都已降低，而他們活動身體的機會也比年輕人少，所以一般都吃得很少。因此，食物的質和量（亦即營養）是完全適合其身體，便成為一大問題。希望家屬充分注意各種食物的攝取量及均衡攝取。

在烹調老年人的食物，應下工夫設法使他們覺得好吃。不知是否因為老年人的味覺變得遲鈍了，他們通常比較歡迎味道濃的食物，所以應設法烹調看來色香味俱全，令人吃得津津有味的食物。

註：不妨利用香料（柚子、檸檬、生薑、醋、芹菜）／稍微焦一點，用油做使料理看來新鮮／味道應淡一點，砂糖及鹽都儘量少用／要做出軟柔、剁過的料理／使用水份多的材料／盛裝時力求美觀。

●避免骨骼及肌肉衰退，不可缺之良質的鈣質

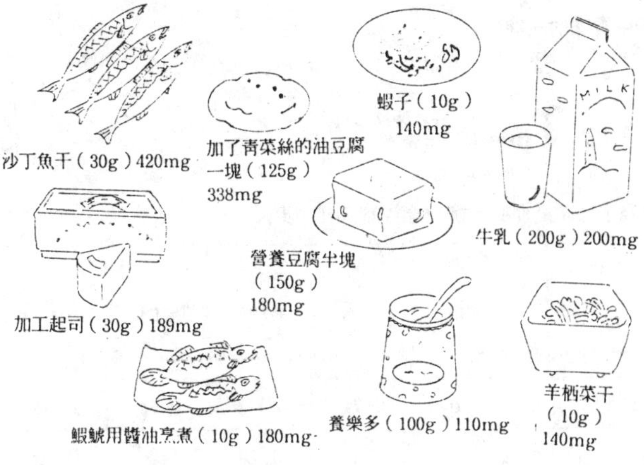

註：( )內的數字，表示一次食用的大約份量。mg是其所含有的鈣質
資料來源：食品成份表

應考慮各種食品營養的平衡，目標是一天30種!!

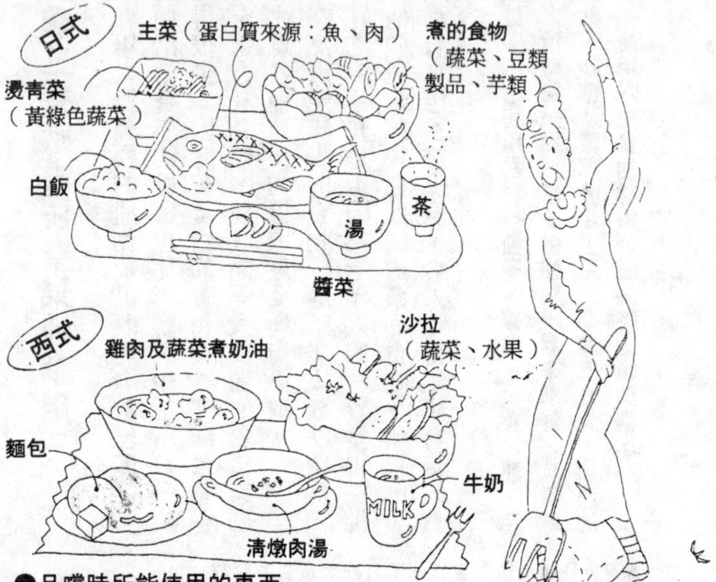

●品嚐時所能使用的東西

產生香味的烹調法

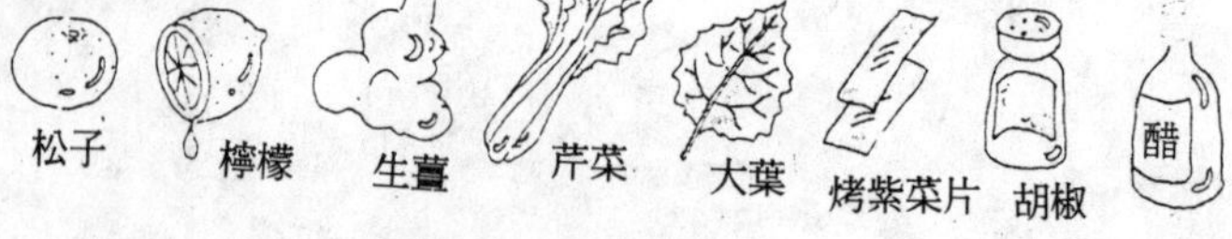

●為了預防高血壓，鹽份應控制在10g以下！

	鹽	醬油	味噌	美乃滋	烏士打醬油	番茄醬
1小匙	5 g	1 g	0.7g	0.13g	0.4g	0.17g
1大匙	15g	3 g	2 g	0.4g	1.2g	0.5g

希望最好能喝牛乳

牛乳含有很多營養成份，比較喝牛乳的人及不喝生奶的人，人生末期的健康狀況將有極大的差異。要趁老年人身體尚稱健康時就習慣於喝牛奶。根據研究結果，喝牛奶的老年人比起不喝牛奶的老年人，骨骼更為健壯。

●有喝牛乳習慣的老人骨骼的營養狀態

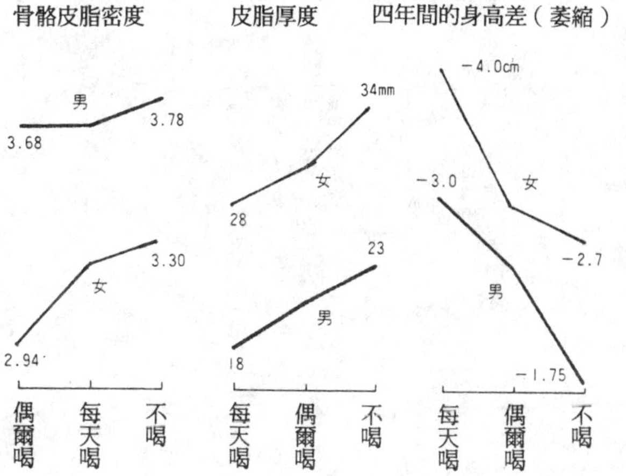

●設法讓他自己進食

儘量設法在吃飯的時間讓全家人聚在一起。當大家圍在餐桌前吃飯時，能和老年人產生溫暖的接觸，也是家人溝通及協調的重要時間。

在單調而無變化的老年生活中，將老年人移到餐桌前和大家一起用餐，可使他們的心情愉快，同時也是恢復元氣的機會。

為了那些無法自己很順利用餐的老年人，現在已有十分便利的用品，所以不妨視老年人的狀況事先準備好一些用品。

現代人連一家人聚在一定吃一頓飯都不容易，但無論是一人或二人都可以，最好是儘量有更多的人圍著餐桌，陪他們一起吃飯。

全家一起吃也會產生食慾

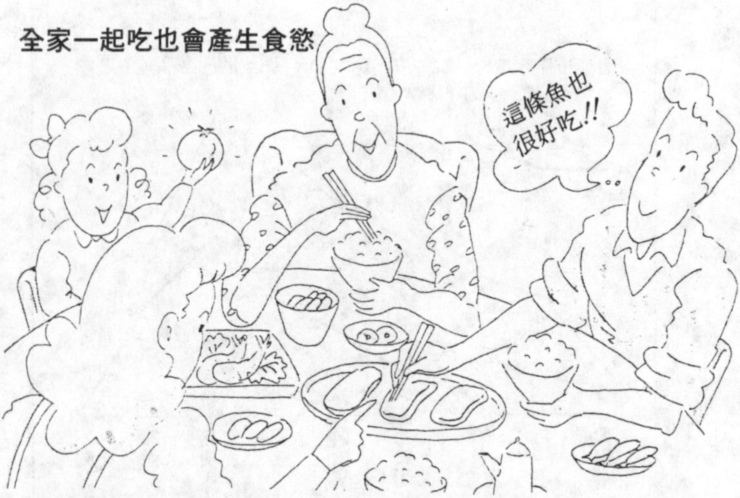

將雙手手臂放在餐桌上，以稍微前傾的姿勢吃比較好。
請用坐墊調整椅子的高度

在床鋪上也要快樂地進食

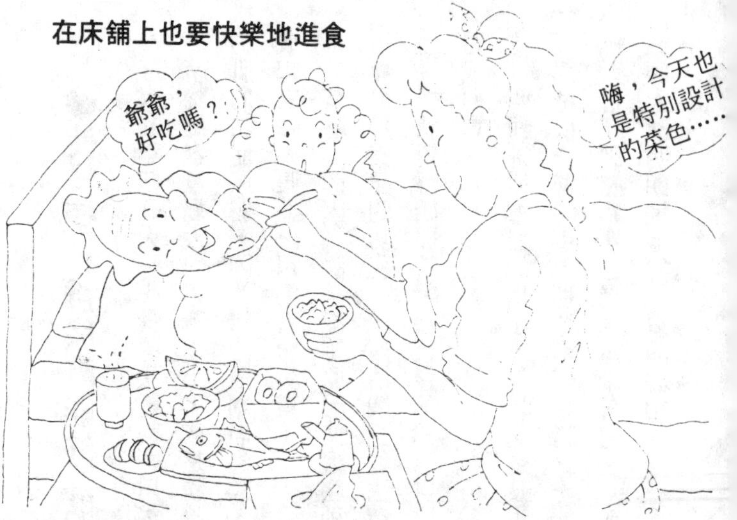

＜給手部不方便的老年人用的用具＞

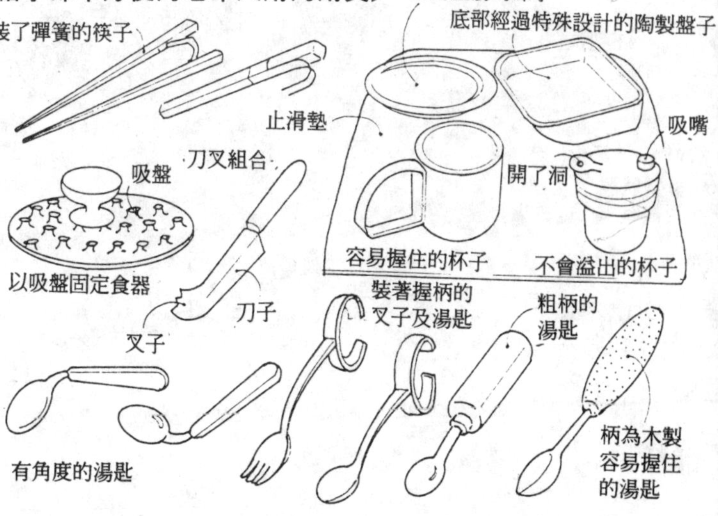

●使排便、排尿時能舒舒服服

人的年紀一大，失禁的次數就會增加。由於膀胱的容量變大而尿量變小，或是膀胱的括約肌的功能減弱，因此無法控制而失禁。咳嗽或起立時，腹部一用力就會失禁。

有時，則因為腦中風等原因使大腦神經無法發揮其支配的功能，或病情嚴重無法活動身體，症狀變得明顯時，甚至會不知道自己有尿意或便意。

照顧排泄方面的事項，對於病患及看護雙方都是很辛苦的事，那種辛苦是精神上的。老年人會深深感到自己老了，十分沮喪，所以照顧的人應明朗地應對，以誠心相待。

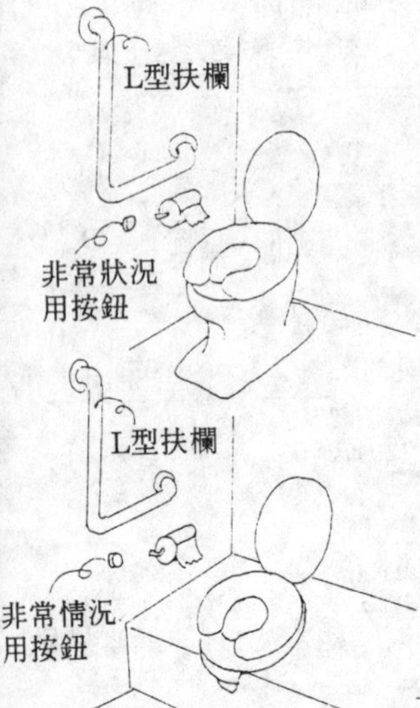

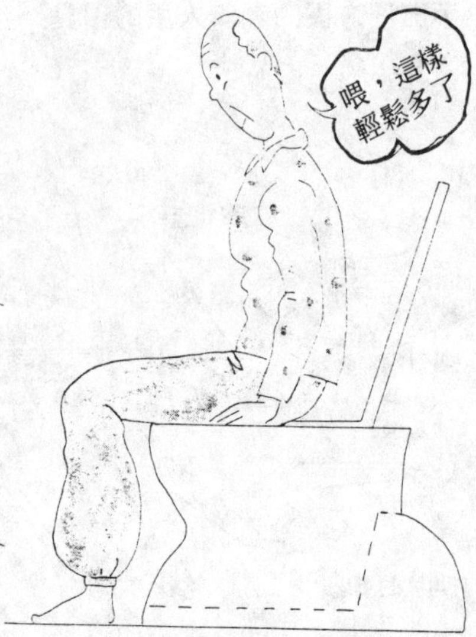

蹲式的馬桶就要使用輔助用的坐式便器

如果稍加幫助病患便可步行的話，就要誘導他自行排泄，以一己之力完成排泄。當病患恢復運動能力之後，有時失禁的症狀會自然地痊癒起來。

■在廁所也下一番功夫

病患的腳部、腰部變弱之後，坐立式的西式便器比蹲式便器更好用。以蹲式便器而言，我建議不妨裝上輔助用的坐墊作為便座。

再者，為了使病患的身體保持穩定，只要在廁所的內部及外部裝上扶手即可確保安全。從寢室到廁所的通道上裝上扶手，或為了預防萬一，在廁所間設置按鈕，如此便可安心了。

■將活動式廁所放在房間裡

如果病患移動身體到廁所有困難時，那麼就要在房間的角落備妥活動式的廁所。為了考慮老年人的心情，在不使用時就把它放在窗簾後面等隱秘的地方，身為看護有必要在這方面多用心。

至於很令人介意的臭氣，市面上也出售專用的脫臭劑。不過，如果使用廁所之後立刻打開窗戶，或將穢物處理掉，便能消除臭氣。

■在床鋪上插入輔助排泄的便器

排便時，應使用插入式便器。此時，讓病患的雙腿曲立，然後將手臂插入腰下，讓他的腰部抬起，再將便器放入。如果在腰下鋪著防水塑膠布，就不必擔心弄髒周圍了。

排尿時，則應使用男性或女性用的尿器。病患不習慣時，有時會不易排出尿來。此時就告訴他：「不要緊，不會漏出來。」讓他慢慢地採尿。

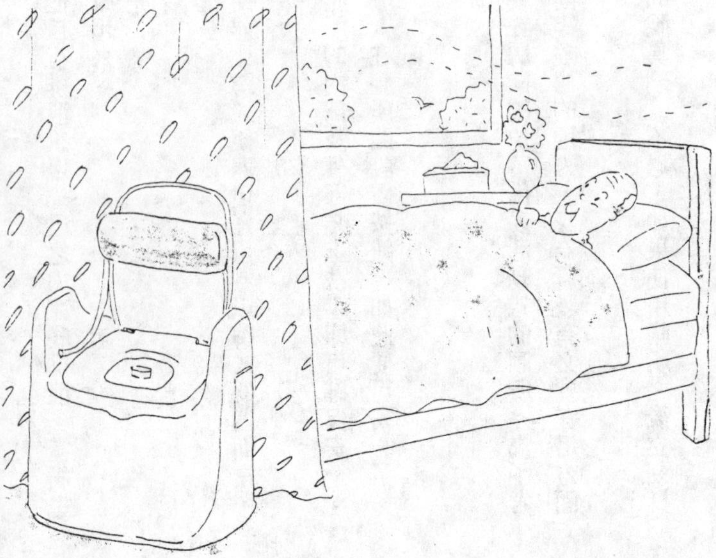

＜各種便器＞

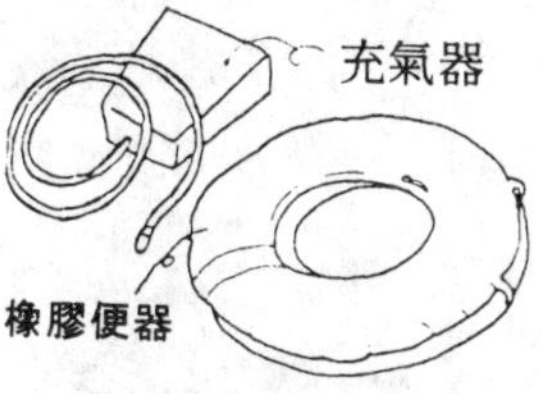

橡膠便器

先不要充氣的狀態之下，將放在身體下面，然後再充氣進去，因為它是柔軟的，所以並不會疼痛。

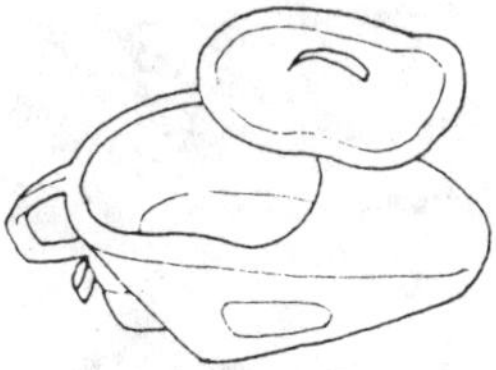

蹲式便器

因為很薄，容易插放在身體下面，但身體變得不穩定，應小心一點

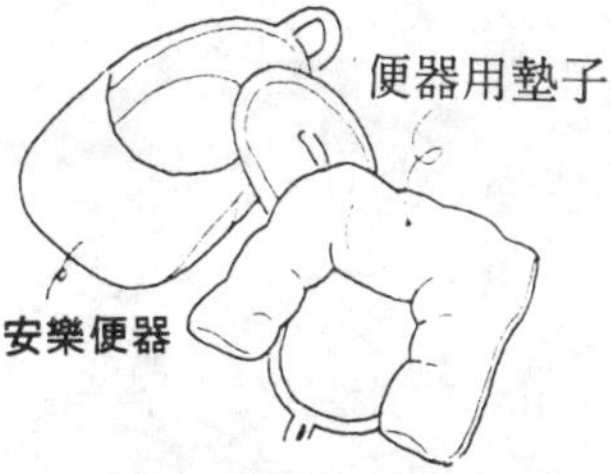

安樂便器

不讓身體直接接觸便器而使用墊子

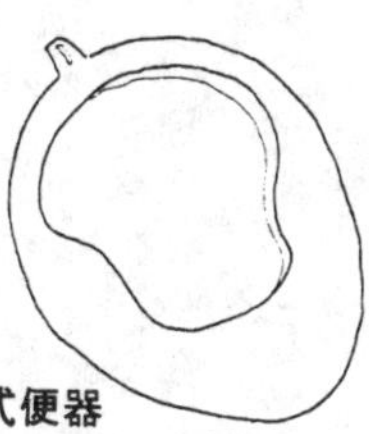

西式便器

因為是便座，所以有穩定感

插放式便器的使用方法

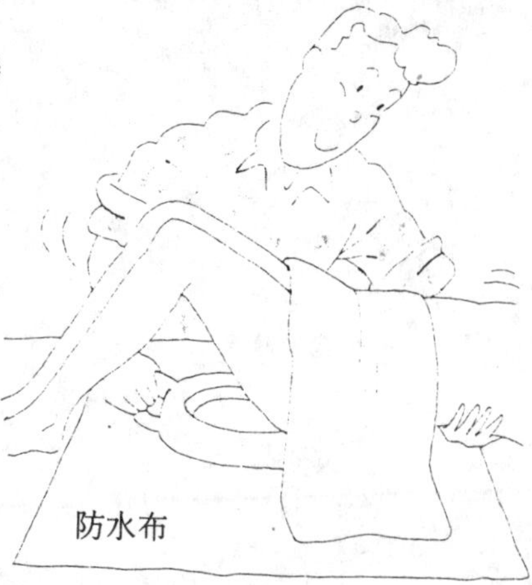

將手臂插入腰下，抬起上半身，抬起後再插入便器

<尿器的使用方法>

男性的情況
不會漏出來，
不要緊的！
好，開始了！
女性的情況
衛生紙

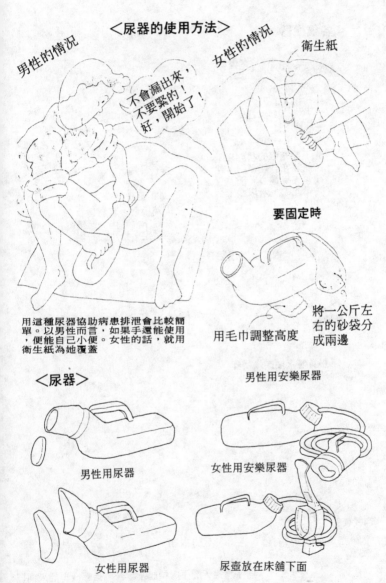

用這種尿器協助病患排泄會比較簡單。以男性而言，如果手還能使用，便能自己小便。女性的話，就用衛生紙為她覆蓋

要固定時

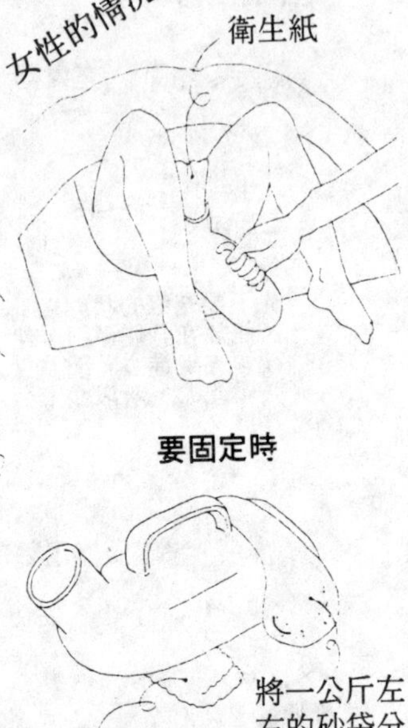

用毛巾調整高度
將一公斤左右的砂袋分成兩邊

<尿器>

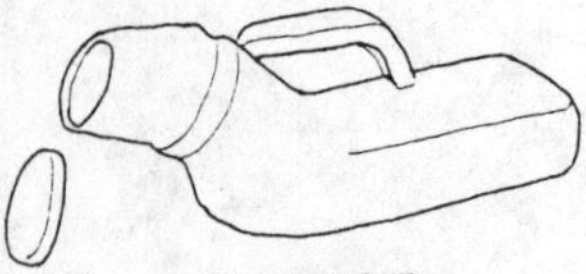

男性用尿器

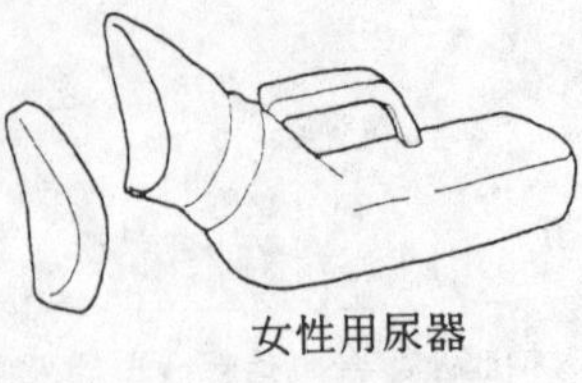

女性用尿器

男性用安樂尿器

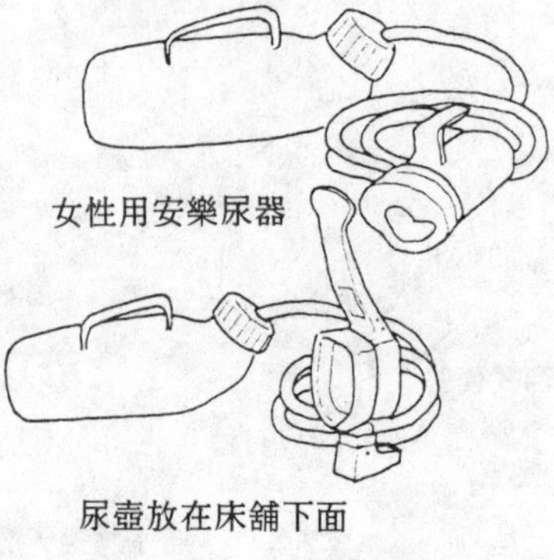

女性用安樂尿器

尿壺放在床舖下面

●尿褲是最後的手段

當老年人無法傳達其尿意及便意時，就要使用尿褲。原本一直努力於「大小便不願麻煩別人」的老年人，一旦接受排泄時的看護之後，接著便要使用尿褲，這對老年人而言是莫大的打擊，同時也會導致精神上的沮喪。但是，對看護者而言，有時也會遇到非依賴尿褲不可的階段。換尿褲之際，為了避免傷害老年的自尊，在語言及態度上應充分小心。

排泄的情況每天都不盡相同，不過卻有大致的節奏。夜間固然無法細心觀察，但在其他時段，看護者應觀察出病患排泄的節奏，按照此一節奏，給予病患尿器或便器，如此病患便能在固定的時間排泄，並養成習慣。

有時，某些的症狀會逐漸減輕，所以千萬不要放棄，最重要的是付出心力，盡力而為。

＜各種失禁用內褲＞

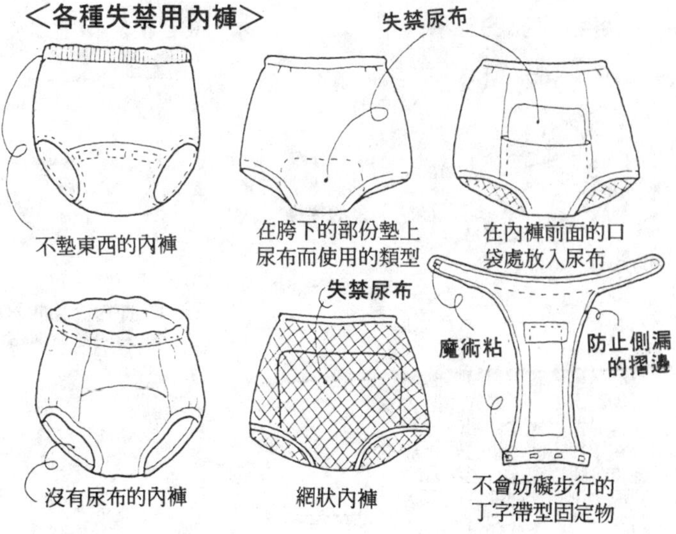

■從輕便型的失禁用尿褲開始穿

病患稍有尿意時，或是看護者能細心地幫助病患排泄時，為了不給老年人太多心理的負擔，不妨利用輕便型的失禁用尿褲。這種尿褲似乎能令老人感覺輕快舒適，比較沒有穿著感。

■選擇尿褲時應考慮吸收性及觸感

尿褲分為布製及紙製兩種，兩者都各有其優點及缺點。以布製而言，它在吸濕性、經濟性、觸感等各方面較佳，但要洗滌、烘乾、摺疊時就比較費時了。最近，已有紙製的尿褲問市。

尿褲當然需要外層，但現在廠商在各方面下工夫，開始發出日間用、夜間用的各種尿褲，防衛機能都極佳。所以，選擇尿褲時請考慮老年的排泄節奏及健康狀態。

<各種尿褲的外層>

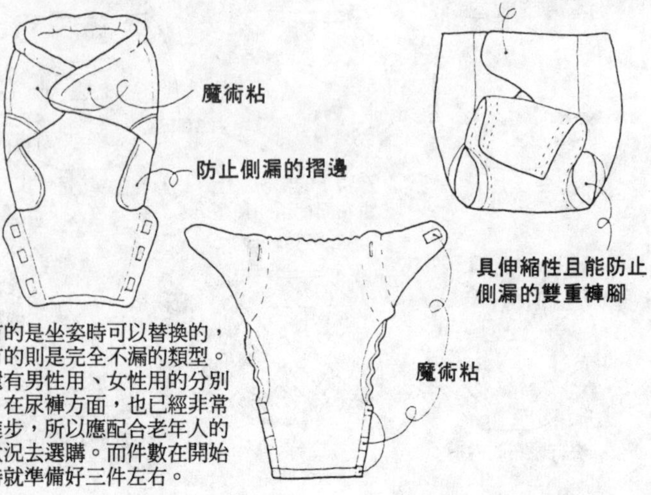

有的是坐姿時可以替換的，有的則是完全不漏的類型。還有男性用、女性用的分別。在尿褲方面，也已經非常進步，所以應配合老年人的狀況去選購。而件數在開始時就準備好三件左右。

穿尿布及尿褲的方法

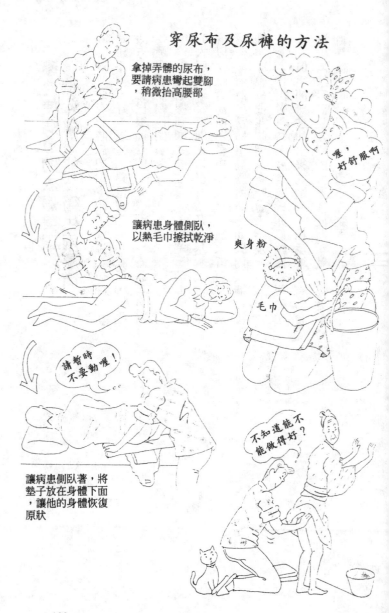

拿掉弄髒的尿布，
要請病患彎起雙腳
，稍微抬高腰部
讓病患身體側臥，
以熱毛巾擦拭乾淨
請暫時
不要動喔！
讓病患側臥著，將
墊子放在身體下面
，讓他的身體恢復
原狀
喔，
好舒服啊
爽身粉
毛巾
不知道能不
能做得好？

●要使病患的衣服美觀應考慮機能及衛生兩層面

對於穿衣服時忘記扣上釦子或拉上拉鍊，或是鈕釦扣不好，老是扣錯位置卻毫不在意，在生活方面老化已很顯著的老年人而言，看護者有必要選擇機能較佳的衣著。

與其選擇套頭式的衣服，不如選擇前面開襟的衣服。鬆緊帶則比自己打結好。基本上，衣服應以穿脫容易、不會束緊身體、看來舒服者較為適合。因為，當病患到廁所時，如果內衣褲很複雜，穿脫會很花時間，有時會來不及。

老化更嚴重時，就會變成頭已經從衣服伸出來，但手卻無法伸出來的情形。相反地，有時會發生無法自已脫衣服的情形。此時，就有必要開始看護。一般而言，身體已經衰弱的老年人都不

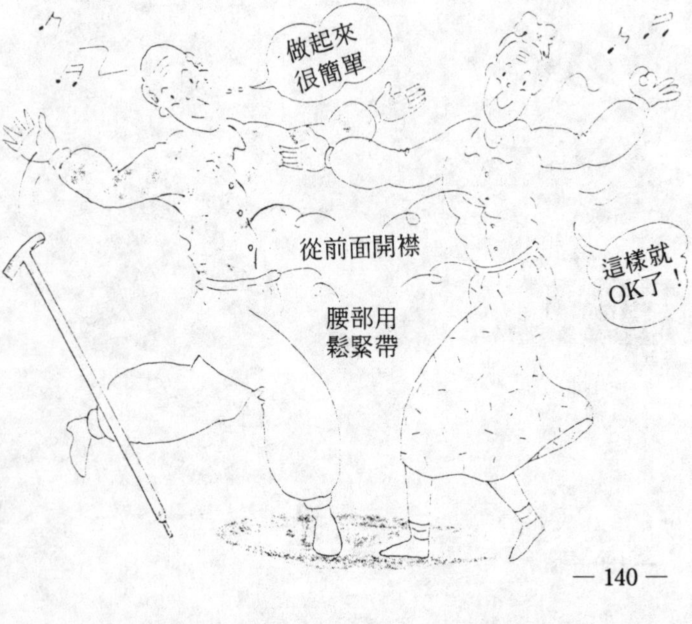
做起來
很簡單
從前面開襟
這樣就
OK了！
腰部用
鬆緊帶

喜歡活動身體，所以他們在換內衣褲或衣服上也較少用精神，也不太去注意骯髒的感覺，或者是否衛生。往往數日穿同一件衣服也絲毫不以為意。對於已經發生這些情況的老年人，有必要半強迫性督促他們更換衣著。但情況變得更為嚴重時，就會產生獨特的老人臭味。

即使在家中，也應一直保持病患日間及夜間換穿不同衣著的習慣，賦予他們有規律的生活步調。

衣服

老年人的肌膚顏色，逐漸變得沒有光澤而產生斑點，而且還有皺紋。所以，衣服的顏色與其選擇暗沈色系，還不如選擇紅、藍、柔和色系、黑白等鮮明的色彩，明朗而看來精神十足的顏色

<立刻便可穿上的內衣褲類>

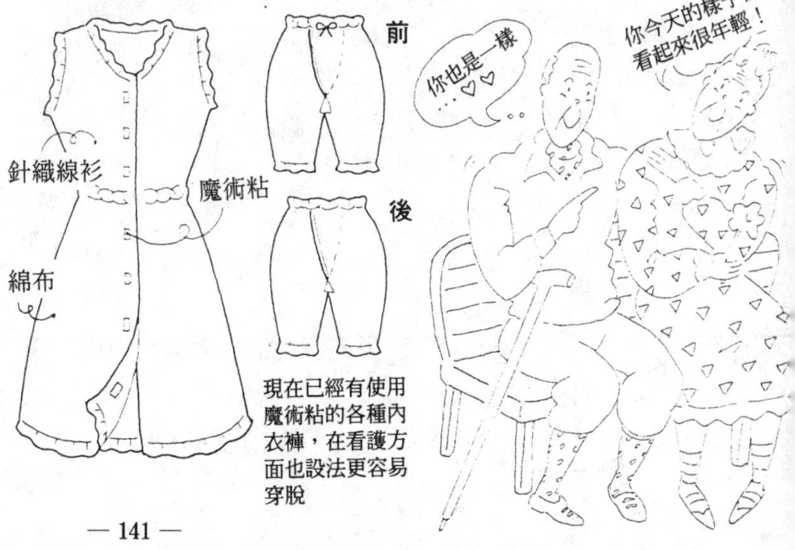
前
後
針織線衫
魔術粘
綿布
你也是一樣
…♡♡
你今天的樣子很棒，
看起來很年輕！

現在已經有使用魔術粘的各種內衣褲，在看護方面也設法更容易穿脫

，比較適合老年人。毛線衣及茄克等，不妨選擇鮮艷的顏色。

內衣褲

吸濕高、觸感柔和的綿布最為適合。如果穿脫較花費時間，或看護時不方便的話，就可以使用市面上出售的輕便型內衣褲，比較易於穿脫。

睡衣

衣服應選擇穿脫及看護容易，前面開襟的型式。這種類型的睡衣，在治療及診察時也很方便，又能應付氣溫的變化。應選擇易於洗滌、材質柔和，萬一一臥不起也不會產生褥瘡，沒有縫隙及裝飾的型式較佳。

為了使病患及家人有清潔而舒適的感覺，夏天應每天換衣，冬天則至少二天就要更換。

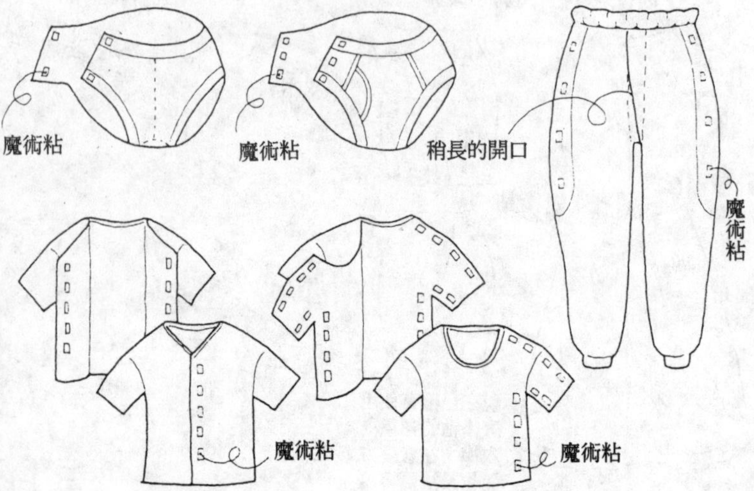

●消除跌倒的因素
居住方面應下功夫

六十五歲以上的老年人較常發生的意外事故，以車禍佔第一位，至於家中的跌倒事故則佔第二位。

根據某項調查顯示：最常發生的地方依順是樓梯、客廳、廚房、玄關、走廊、浴室、廁所。而高齡者的特徵之一，便是經常在同一平面上發生事故。

不過，為何在家中會發生事故呢？這點和老年人身體的特性有關聯。原因如下：

・因為腳部的肌肉變弱而無法抬高腳部。

・因為姿勢變得不佳，所以不擅於保持平

<消除度的差異>

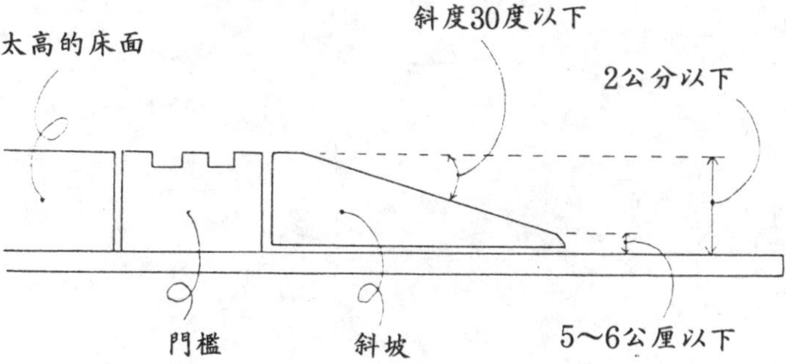

裝上和床墊同樣高度的楔形傾斜台。斜度應在30度左右，而末端以5～6公厘最適當。

衡。

・血壓的調整不佳，容易發生起立性暈眩。

・常用高血壓或心臟的藥物，以及安眠藥、鎮定劑等藥物，影響到起立或步行。

以上便是老年人容易跌倒的幾個原因。

再者，有時則因為疏忽未戴眼鏡而想到樓下的廁所，以致由樓梯的翻滾下來，或是走到一半忽然回頭看，在那一剎那跌倒，這些例子都很常見。

請檢查一下房間和房間之間是否有容易令老年人跌倒的東西，在門檻和房間之間，在走廊和廁所之間等等路面有高低差異的地方，應有小小的坡面，在走廊應鋪上止滑墊，或是裝上扶手，備妥給老年人攀抓的地方。總之，必

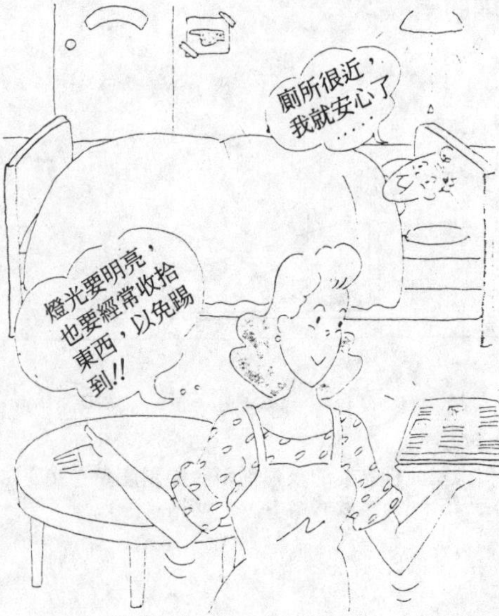
廁所很近，我就安心了……
燈光要明亮，也要經常收拾東西，以免踢到!!

須在安全方面多加用心。

■寢室及起居間也應下工夫

站起來或坐下時，西式房間比把床設在榻榻米上的和室更適合老年人。西式房間中只要有椅子及桌子，便能支撐老年人起立或坐下，但和室中能支撐身體的東西不多，在起居行動上有其不利之點，十分不方便。為了避免老年人因腳碰到坐墊而跌倒，或是踏到榻榻米上的報紙而跌倒，引起意外事故，請務必經常整理房間。

至於房間內的照明，應保持明亮，並將電燈的開關裝在伸手可及的地方，為了方便老年人夜晚上廁所，最好能裝設常亮的小燈。

■樓梯應多加留意

樓梯是充滿危險的地方，在靠近牆壁那一面應裝設牢固的扶欄。為了讓老年人好好地抓著上下樓梯，扶欄應從距離樓梯四十五公分之處開始裝設。照明應明亮，在樓梯的上下兩處裝上電燈的開燈，老年人夜晚上下樓梯時就更加方便了。

■寢室應設在靠近廁所的位置

對老年人來說，夜間的步行有許多不利的條件。所以，寢室應儘量在靠近廁所的房間。通往廁所的走廊及房間應裝設照明燈，在消除步行的不安方面，明亮的燈光是十分重要的一點。

<階梯的設計>

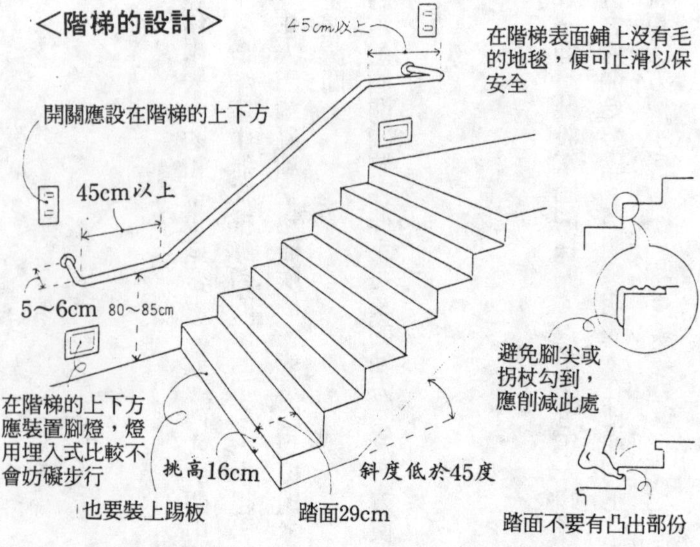
45cm以上
在階梯表面鋪上沒有毛的地毯，便可止滑以保安全
開關應設在階梯的上下方
45cm以上
5～6cm
80～85cm
避免腳尖或拐杖勾到，應削減此處
在階梯的上下方應裝置腳燈，燈用埋入式比較不會妨礙步行
挑高16cm
斜度低於45度
也要裝上踢板
踏面29cm
踏面不要有凸出部份

某家老人院的案例①

夢想騎乘摩托車

終於成為十八歲的騎士

因為以「身體健康，能自行處理身邊事情，六十五～七十九歲為主」為入院條件，所以住進來的老人中，並沒有人有看護的必要。住在這裡過生活之後，因體力逐漸衰退而開始活動身體的人，我就看過好幾位。

被認為是這方面典型人物的便是現年八十五歲的O先生。他一直工作到七十五歲才退休，目前也是一副生龍活虎的模樣，談吐更是思路清晰、井井有條。看起來他是一位很沈靜的紳士，但不知何時竟開始出現「購物狂」的症狀。他看了郵購公司的型錄之後，只要喜歡便立刻訂購。前些日子，郵購公司寄來了「割草用燃燒器」（用瓦斯將雜草燒掉的工具），竟有四個之多？他本人雖然說：「只要注意收拾火種，就是很方便的工具，所以我一定要用。」

但我無法明瞭的是：他為何買了四個之多？

不知何故，他每天都說：「我恨父母把我生下時就是一個體弱多病的孩子。」諸如此類令人擔心的話，每天都要說上好多遍。於是，院方請來精神科的醫師為他診察。結果醫師說：「這是老人痴呆症的症狀呈現的緣故，他現在已經退化到十歲的心智。」

現在O先生最關注的是摩托車，不久之前，郵購公司打電話來說：「我們要送你們訂購的東西過去，不過不知道保管場所在什麽地方？」接到這通電話，我們才知道他已經買了摩托車。即使威脅他說：「你如果受傷了或撞到整排的行道樹、掉到大水溝裡的話，該怎麽辦？」但他仍堅決地說：「我一定要騎！」他為了在夜晚看來顯目一些，讓遠方的車輛看到他，特地買了一件黃色的夾克來穿，並真正騎著車上路了。

我們暫且成功地說服了他，但他自稱：「我是很喜歡蹦蹦跳跳的午年出生的。」O先生似乎忘記自己的年齡是八十五歲，他英姿煥發地騎上摩托車，完全成為一位十八歲的青年騎士。如果說他很幸福，這的確是一種幸福。不過因為他是凡事都想插一腳的行動派，所以今後不知會變成什麽模樣。他的自我主張極為強烈，不願和別人妥協，也可以說是「任性而為」的類型。（自費老人院長的談話）

照顧時很方便的
看護用品介紹

最好能選擇對老年人及照顧者雙方都很方便且功能較佳的用品。配合老人的各種狀況，給予不同的用品。

和床鋪有關的用品

對能以自己的力量起床的老年人，只要床鋪挑高40公分即可，如果要照顧一臥不起的病患，就要利用墊子使床鋪挑高65公分，這樣會更方便。

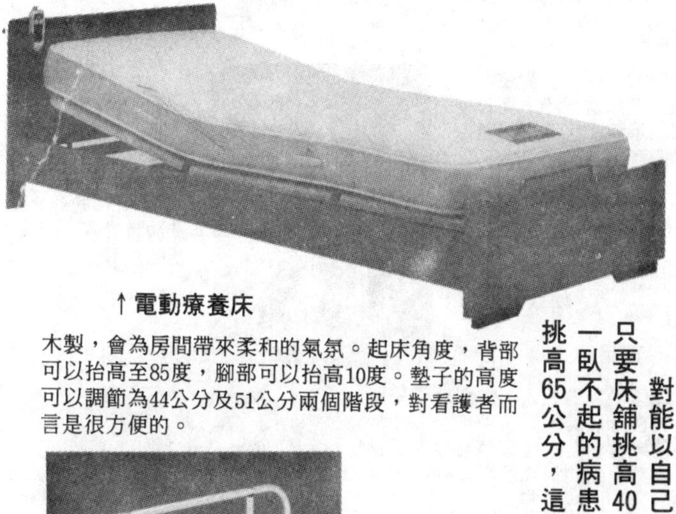

↑電動療養床

木製，會為房間帶來柔和的氣氛。起床角度，背部可以抬高至85度，腳部可以抬高10度。墊子的高度可以調節為44公分及51公分兩個階段，對看護者而言是很方便的。

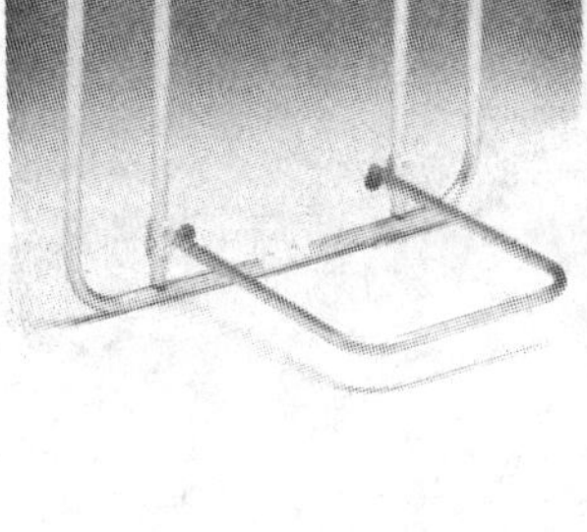

←護欄

使病患不致從床邊滾下去。只要將它插入墊子，便可防止棉被垂下。

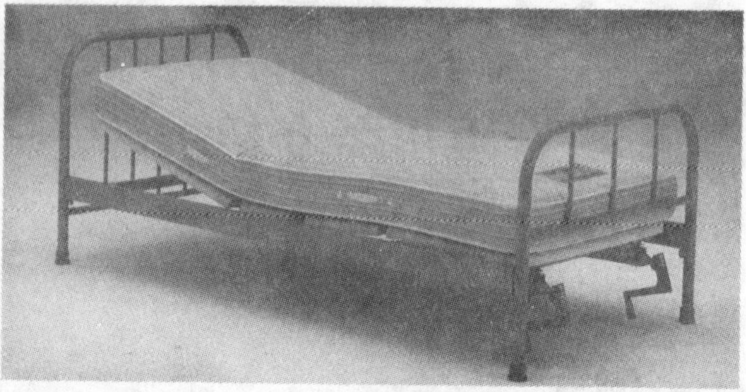

↑雙手把床舖

這是銅管製成的床舖，能產生心情穩定的氣氛。有兩個把手，可以使背部、腳部上下移動。最大的角度為85度（腳部能抬高至30度）。

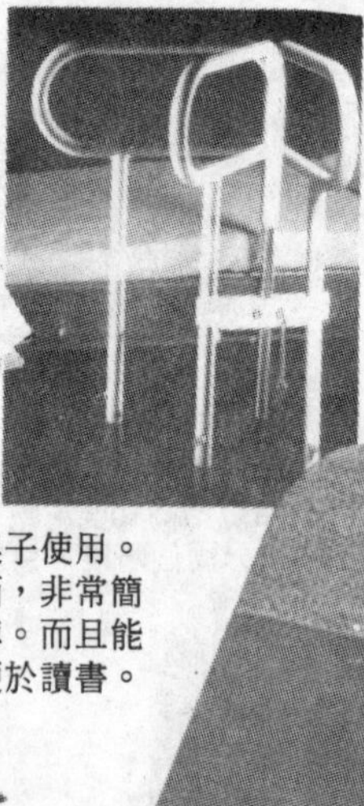

←移動扶欄

裝在床舖的床架上，使床舖上移動身體時更容易的扶欄。

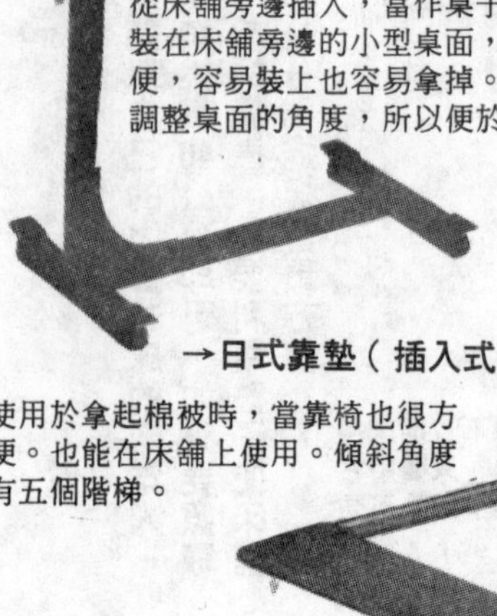

←萬用架

從床舖旁邊插入，當作桌子使用。裝在床舖旁邊的小型桌面，非常簡便，容易裝上也容易拿掉。而且能調整桌面的角度，所以便於讀書。

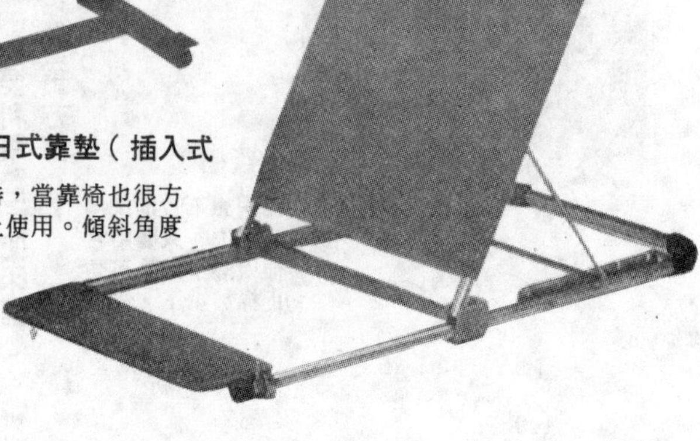

→日式靠墊（插入式

使用於拿起棉被時，當靠椅也很方便。也能在床舖上使用。傾斜角度有五個階梯。

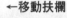

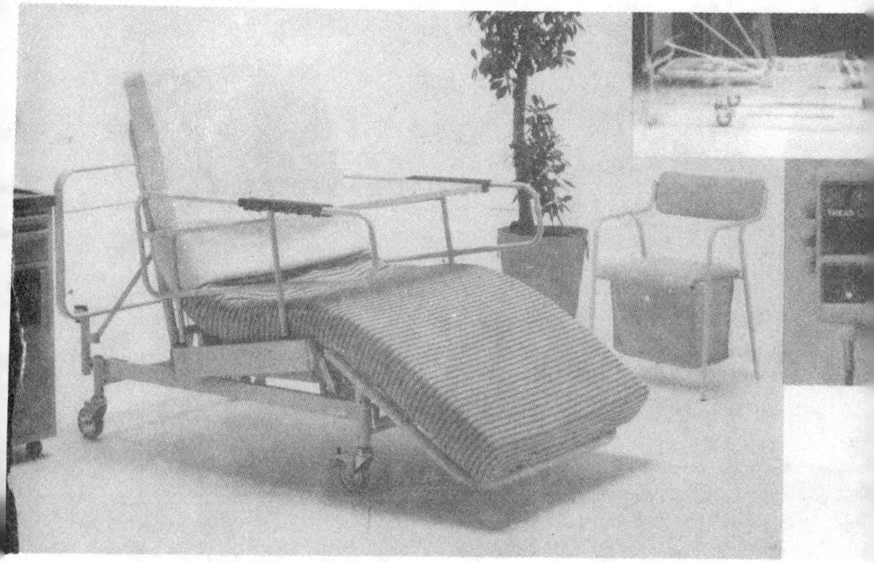

↑搖椅（電動）床鋪

可以用手邊的開關控制背部及椅子的角度，因為能配合情況而採取各種姿勢，所以非常便利。

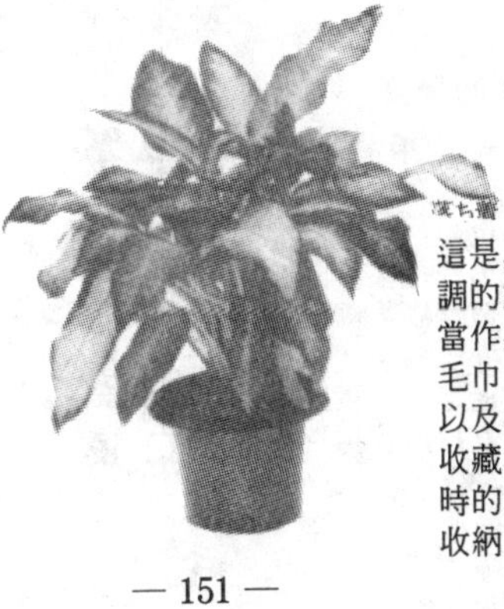

→床櫃

這是具有安定感格調的家具。它可以當作桌子使用或掛毛巾，還有抽屜，以及活動門的大型收藏置物櫃。看護時的小物品都可以收納於其中。

睡衣、內衣褲

方便的內衣褲。應準備好容易更換的內衣褲，排泄時比較容易照顧，袖口、袖寬應很寬大。

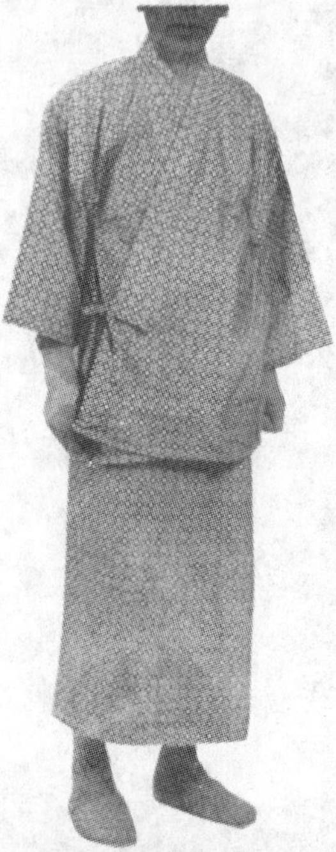

←二件式

分為上下兩部份。如此一來，只要洗濯容易弄髒的下半部即可，非常便利。這是吸濕性極佳的純棉布製成的，有男女用之分。

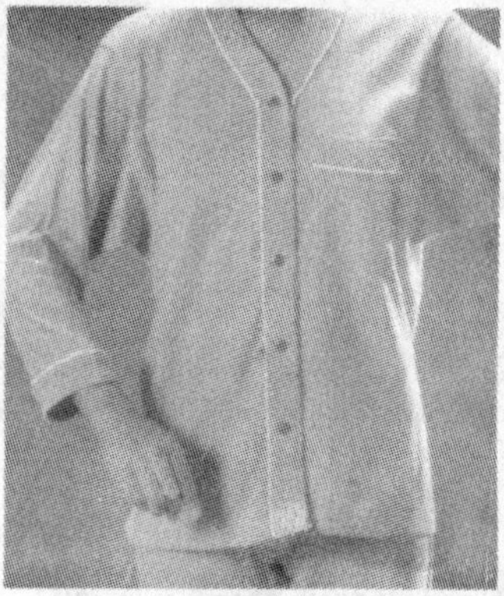

↑家庭用上衣　Y型

這是容易更換，穿前面開襟的上衣。穿起來非常爽快、清潔，對看護者而言，也是很舒適、方便的用品。

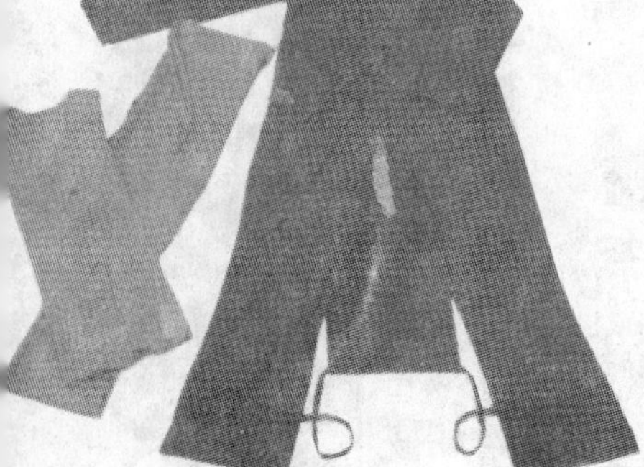

←方便的睡褲

因為是胯下開襟式的睡褲，所以容易處理排泄物，但也容易碰到生殖器部份，於是在此部份另外有覆蓋物，排泄物才不會弄髒褲子，是最適合於老年人的夜間尿褲。有女性用及男性用兩種。

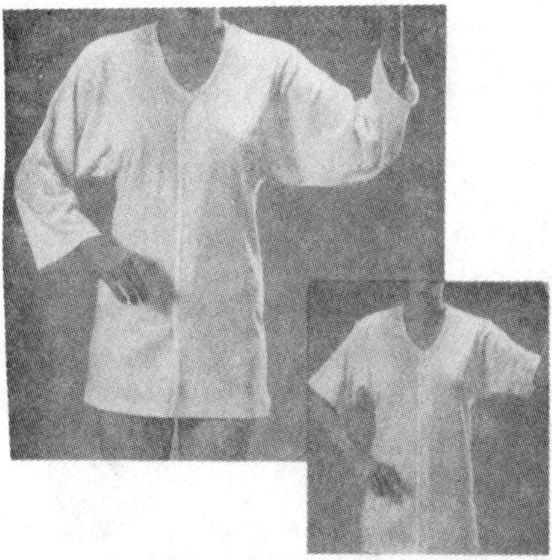

←療養用內衣

因為是直接穿上的內衣，所以應選擇觸感良好，和身體容易接受的素材製成的內衣。

●從前面開襟的魔術粘型內衣

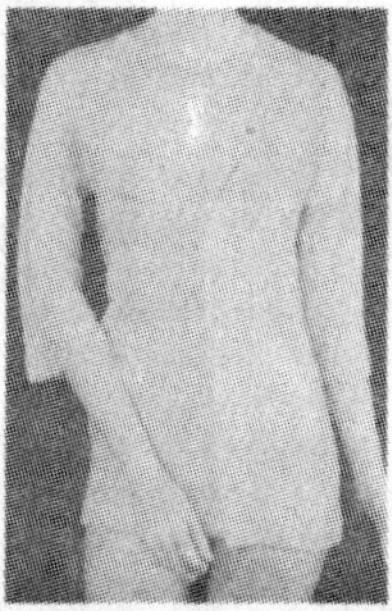

●從前面開襟能迅速穿脫的內衣

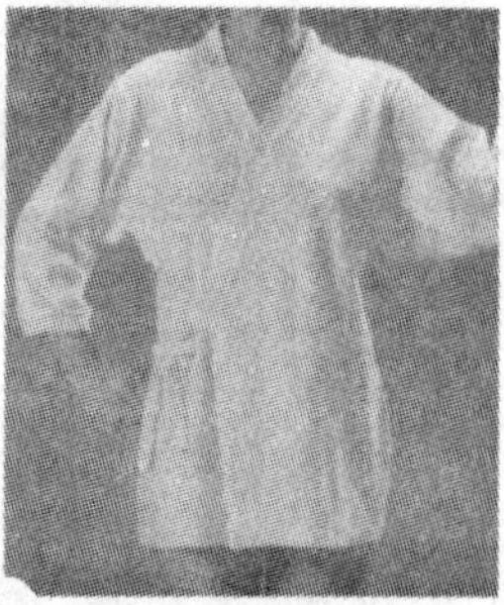

●旁邊打結式的內衣（7分袖）

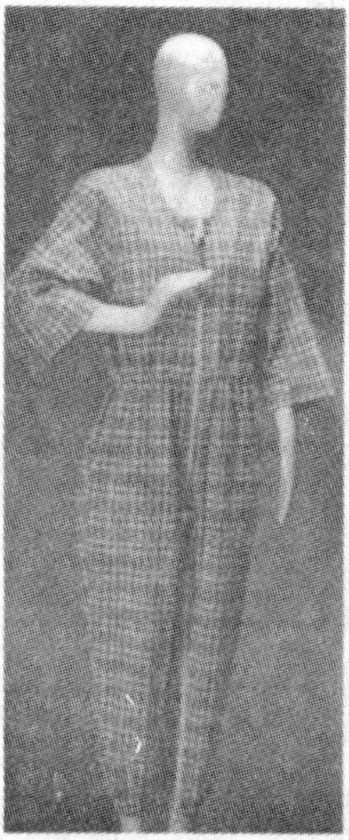

↑從前面開襟抑制痔瘡

這是在防止痔瘡及容易看護方面下工夫的連接式內衣褲。為了防止脫落，前面的拉鍊具有往上縮的功能。

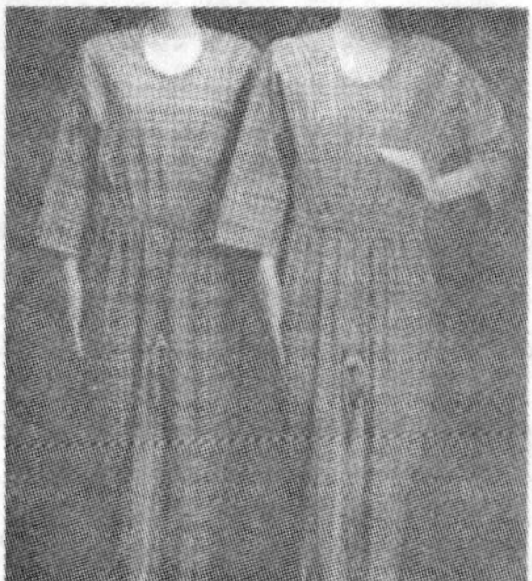

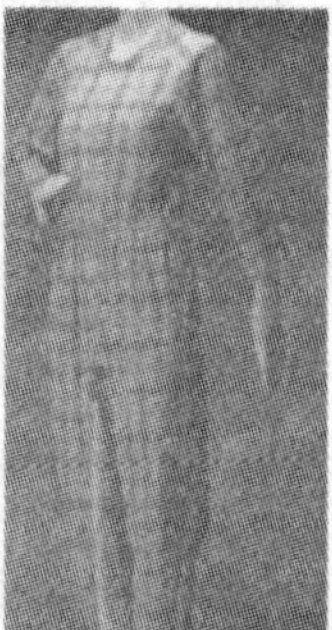

↑抑制痔瘡的睡衣（右邊也是）

攜帶型尿器、便器、廁所

使排泄的照顧充滿溫暖的心意。除了儘可能以自己的力量協助看護病患之外，更應選擇使用起來更得心應手的用具。

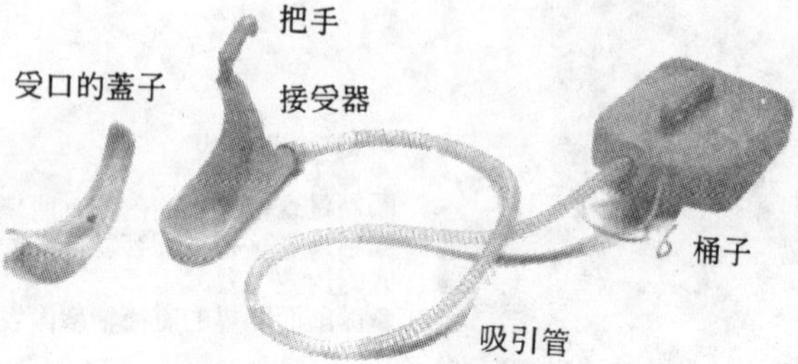

↑採尿器　男女兼用

這種東西在無法上廁所或無法使用攜帶型便器、尿器時十分方便。躺著、坐著、站著都可以使用。

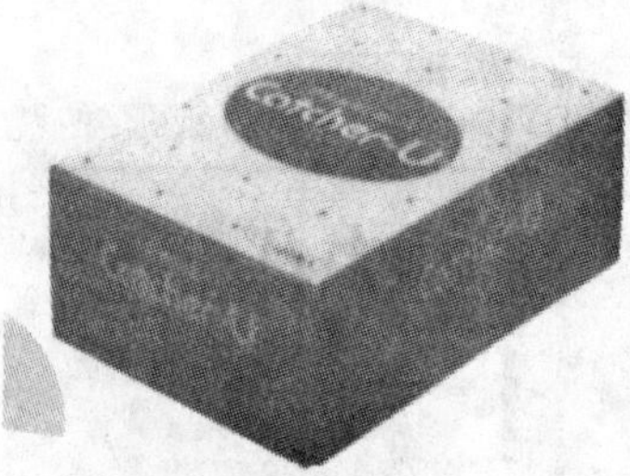

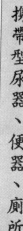

↑排泄物整理布

這是放入尿器等用品裡面以吸收水份的墊布。因它會凝固成膠狀，整理簡單。也能用水清洗，將排泄物沖掉。

↓安樂便器

因為是由微微上揚的彎曲面所構成，所以容易插入臀部。長時間使用也不會覺得疼痛。

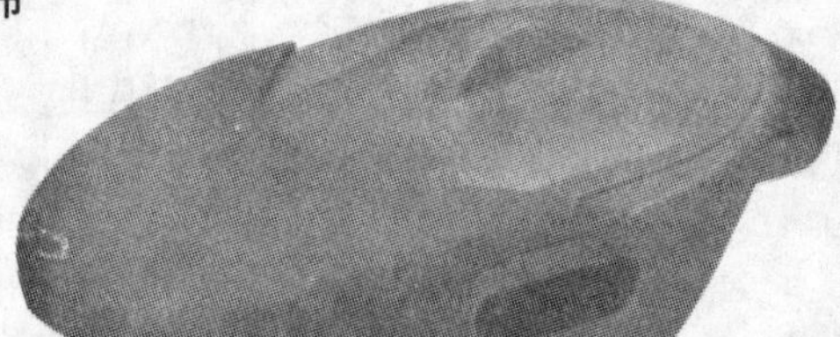

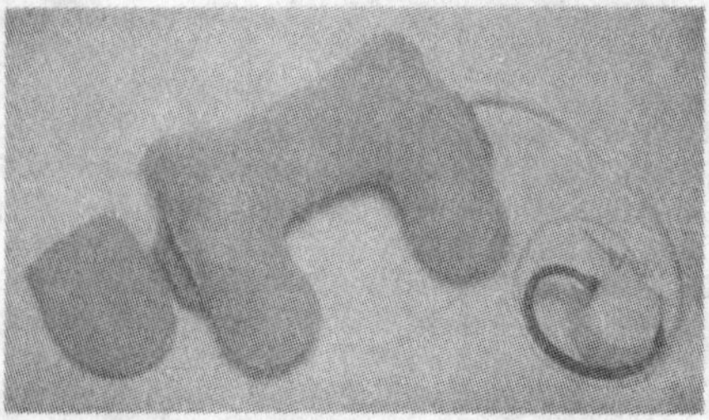

←採便用墊子

用充氣的方式使它鼓起，把臀部抬高，讓插入便器等用具或取下用具更容易的墊子。也有備用的覆蓋外層。

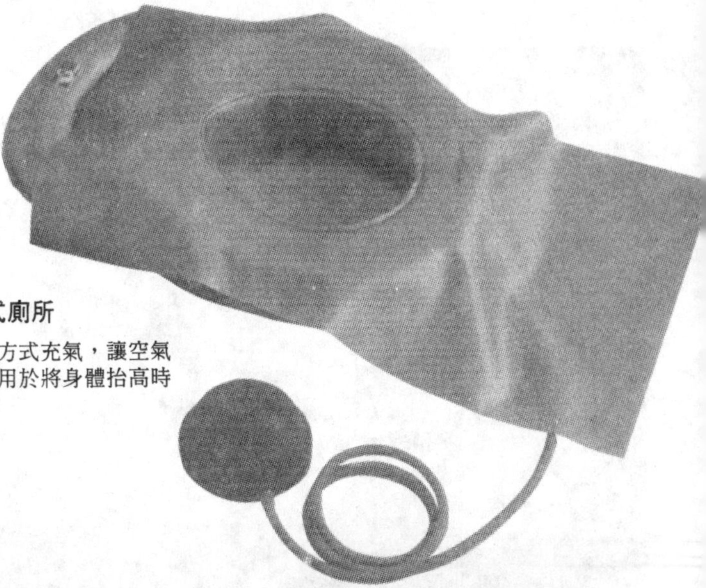

→充氣式廁所

以腳踏的方式充氣，讓空氣灌入。使用於將身體抬高時。

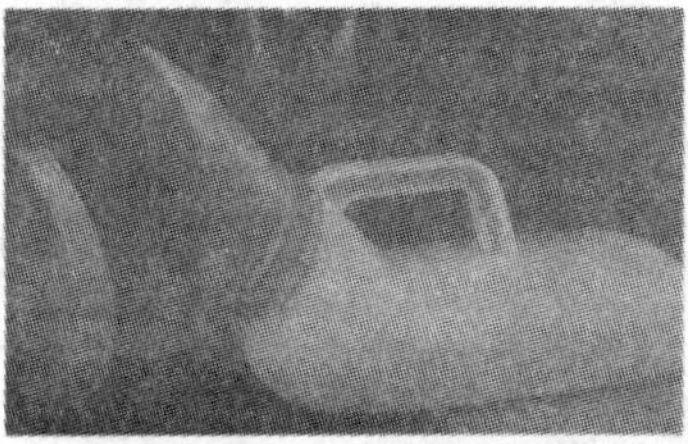

↑尿器（女性用）

這是尿液不會流到臀部的密合型尿器，能配合體位調整受尿口，十分方便。

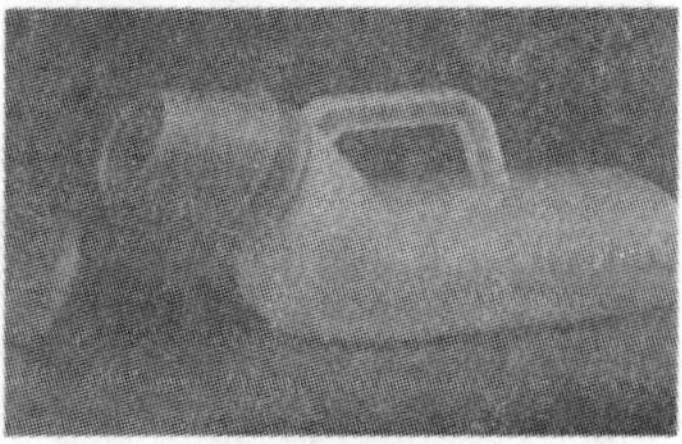

↑尿器（男性用）

能調整受尿口的位置，配合體位而使用。不容易弄髒且容易清洗乾淨，所以能確保清潔。

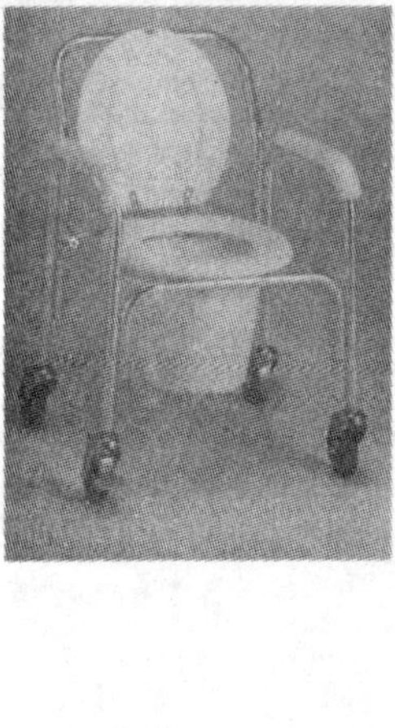

→移動式廁所

這是一種簡易廁所，而且因為附有滑輪，所以能移動到任何地方，也能將它當作淋浴時的浴缸而使用。

↓尿器用消臭錠

有分解惡臭、消除臭味的效果。最適合於尿器及移動式廁所。

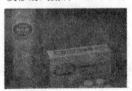

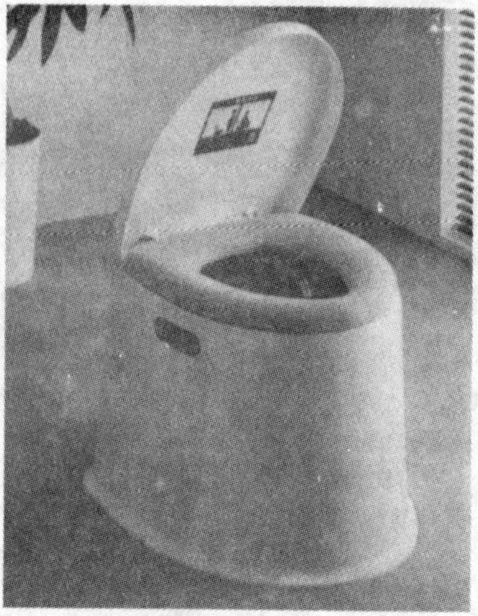

←移動式廁所

這是一種最簡便的廁所。便座可以自由地取下。在排泄的處理方面，非常簡單，可以整個清洗。

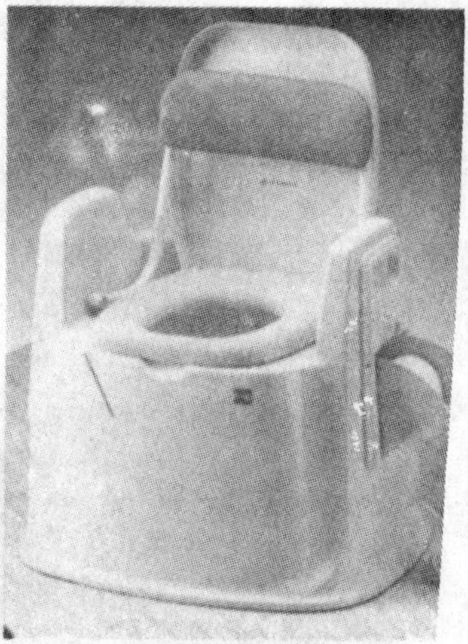

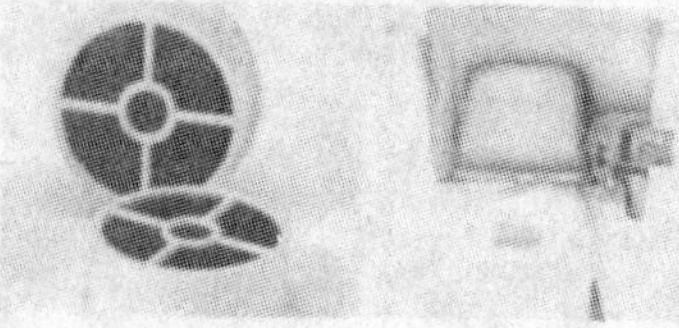

↑脫臭、附有背墊的DX型携帶式廁所「脫臭先生」

坐上便座時，開關就會自動打開，而風扇會吸引惡臭。它使用脫臭效果極佳的活性碳（匣式），在換匣式活性碳時也很方便。是有靠背的舒適廁所。

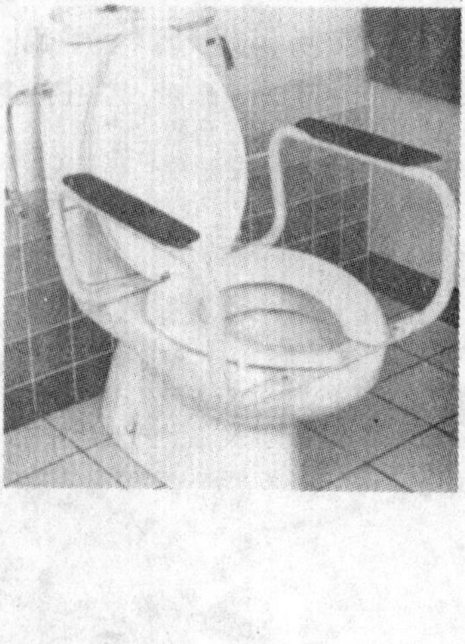

←固定式西式廁所護欄

能輕鬆地站起來或坐下的馬桶用護欄。

尿褲及尿套（外局）

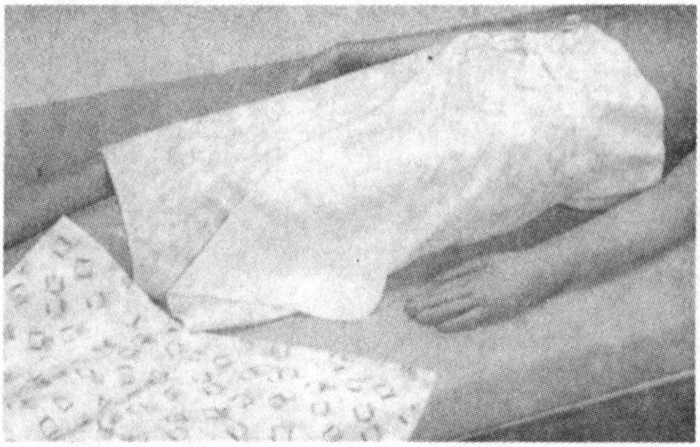

↑纏繞式尿套

這是適合於股關節變形或症狀很嚴重而無法動彈的人的尿布。因為不會壓迫身體，所以不會覺得痛苦。紙尿褲及布尿褲以包裹狀鋪在腰部下面。

要用尿套好好支撐尿褲，使身體容易活動——

吸收性及保水性、觸感良好的尿褲最適合。尿褲的材質，應使用肌膚能接受的種類。這些都有各種類型。

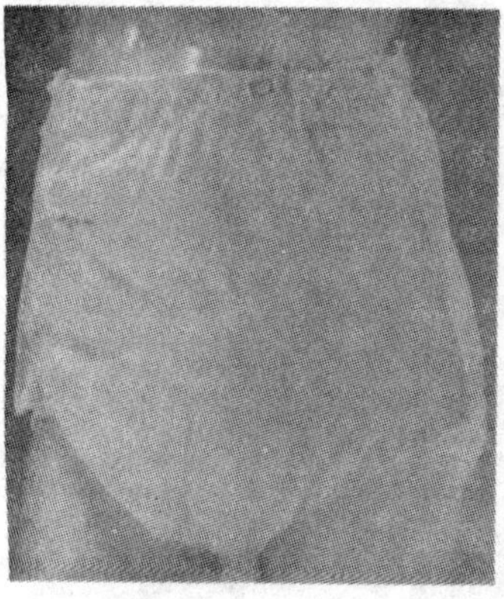

↑透濕性佳的柔軟尿套

毛巾布及編織布的組合，觸感柔軟。

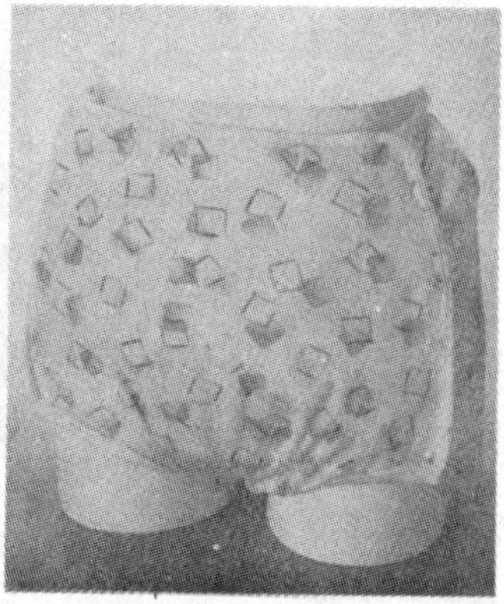

↑脫臭尿套

碳化纖維會吸收令人不快的臭味。

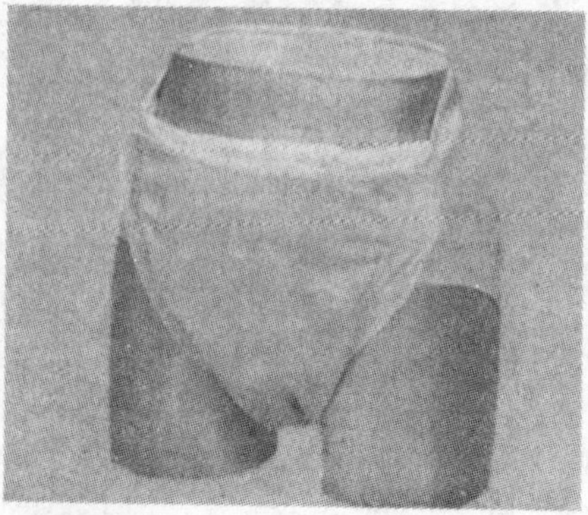

↑萬用尿套

躺在床上的人，或沒有活動能力的人，都可以使用的紙尿褲用外套。

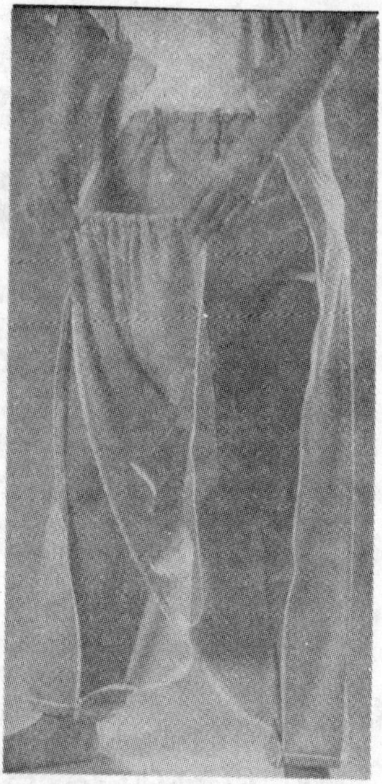

→尿褲用長褲

前面是全開的，要換紙尿褲時很方便，而淋浴時也很方便。（男、女用）

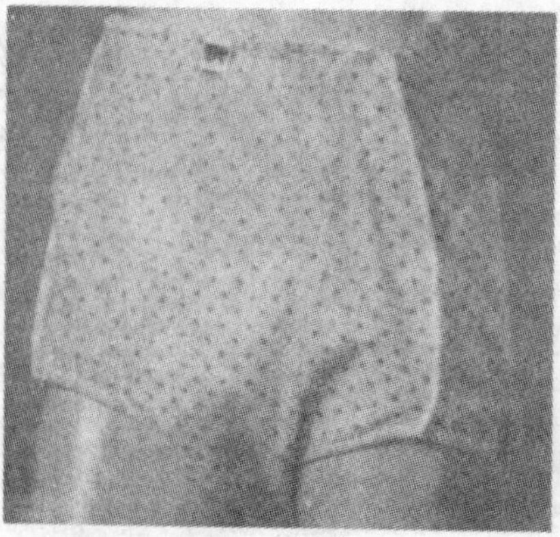

↑尿褲用外套

這是用防止裡面濕氣無法散逸的透濕性材質製成的用品。肌膚較弱的人非常適用的尿套。

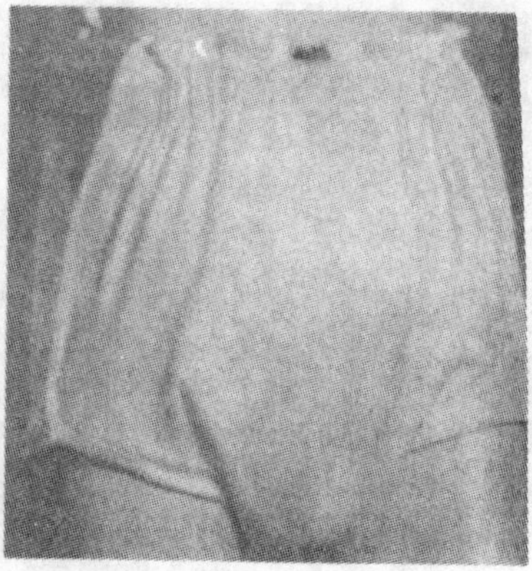

↑尿褲用外套

能配合體型而調整的三角型魔術粘式尿套。防濕性非常優良。

依照目的分別使用

→爽快的SALVA

腳部的鬆緊帶能配合身體的活動。是吸收尿量400ml的紙尿褲。

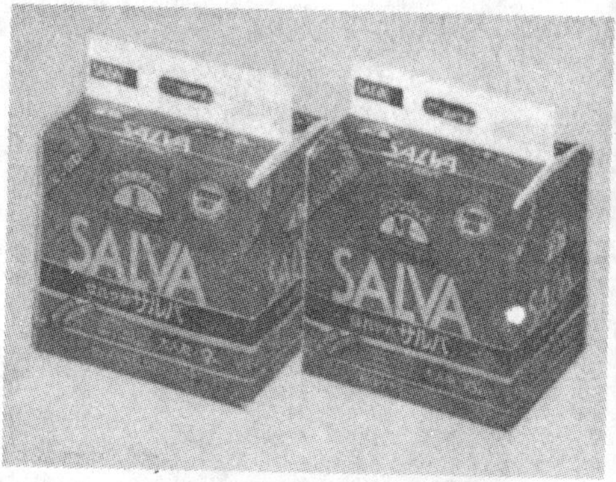

↓爽快的夜晚

有平坦型的高吸收分子的紙尿褲，吸收量600ml。

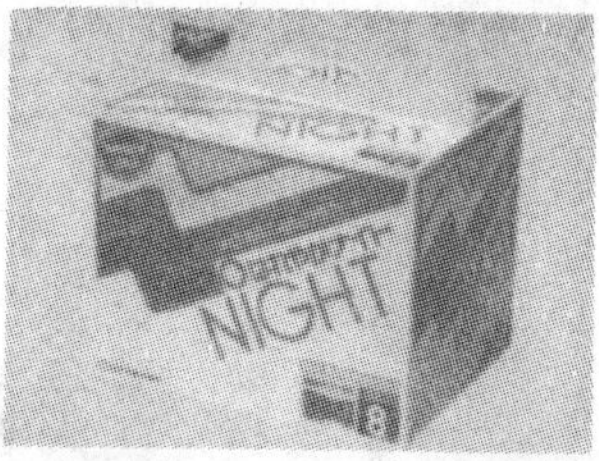

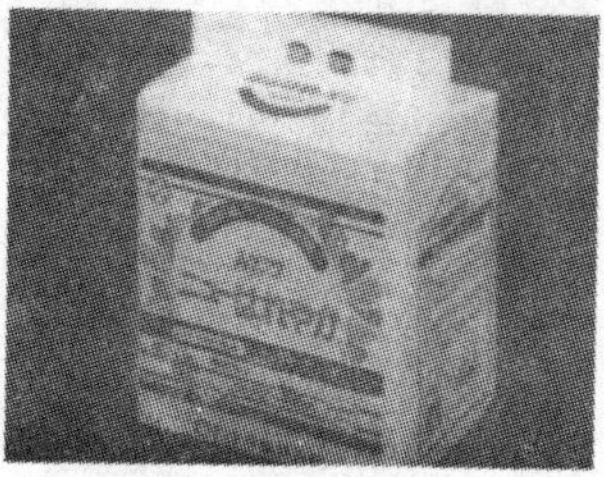

↑新爽快　LL-P

併用經濟型紙尿褲及尿套的紙尿褲。裡面有使水份凝固為膠狀的高吸收分子。吸收尿量200ml。

→紙尿布

最適合於一直苦於失禁及餘尿感的人，以及訓練淋浴時的男性。吸收尿量一五〇～一八〇㎖。

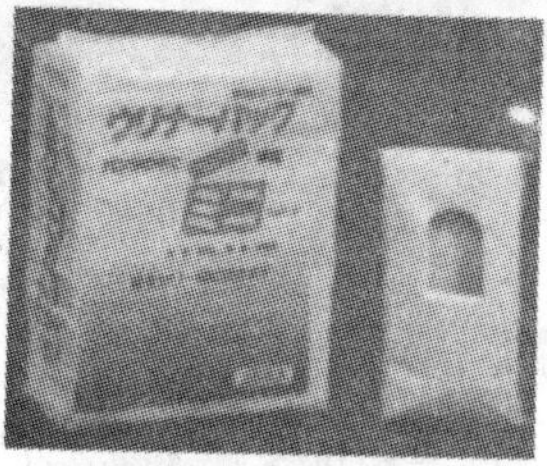

↓紙尿布・夜間型

最適合尿量多的人，以及長時間使用。有男性用、女性用兩種，吸收尿量600～700ml。

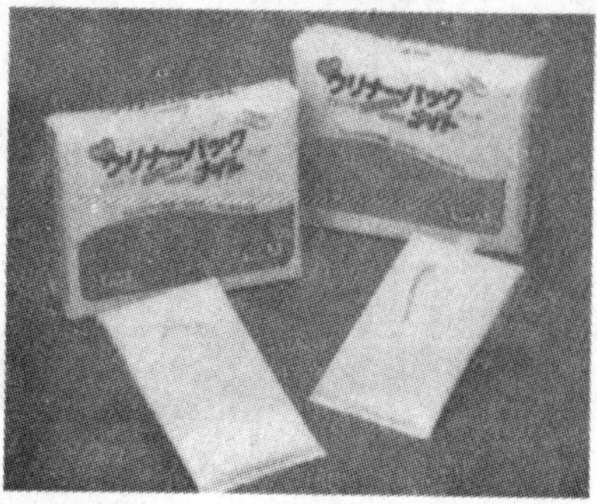

洗髮、入浴用品

浴缸應裝置預防發生事故的扶手及止滑墊。對老年人而言，入浴是一項重大的樂趣，但應注意不要在空腹時或吃飽時入浴，以確保安全。

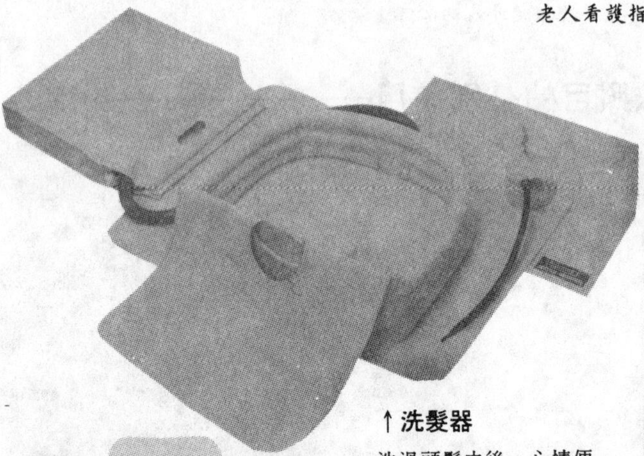

↑洗髮器

洗過頭髮之後，心情便爽快多了。可以躺著洗髮。

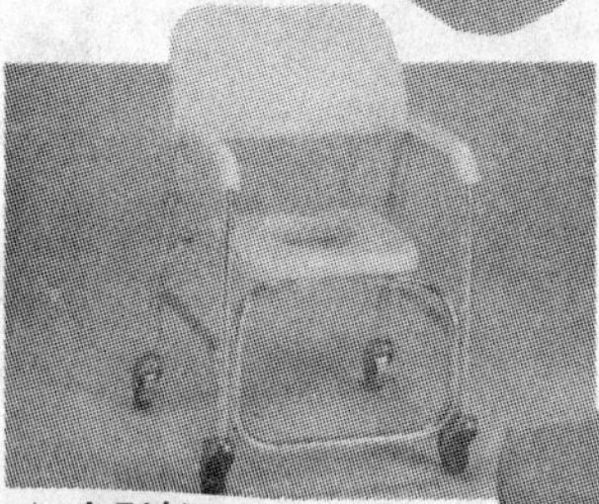

↑洗髮椅

坐著洗髮的椅子。連淋浴也可以利用。可以坐在上面淋浴。附有很靈活的輪子（附有剎車裝置）。

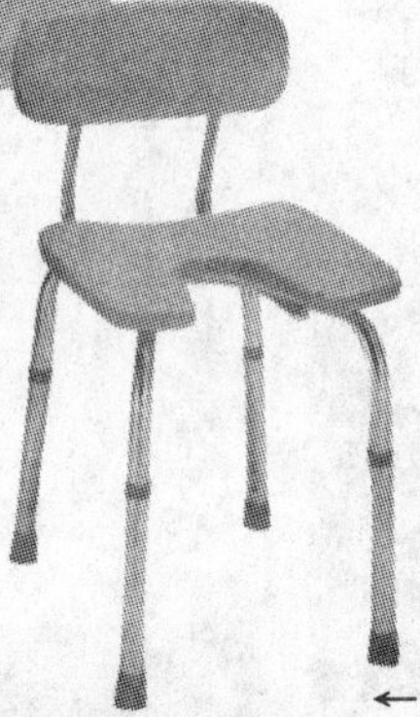

←淋浴椅

這是將座位部份作成U型的椅子，所以要清洗排泄部位時方便。椅腳套上了橡皮，不易滑動。

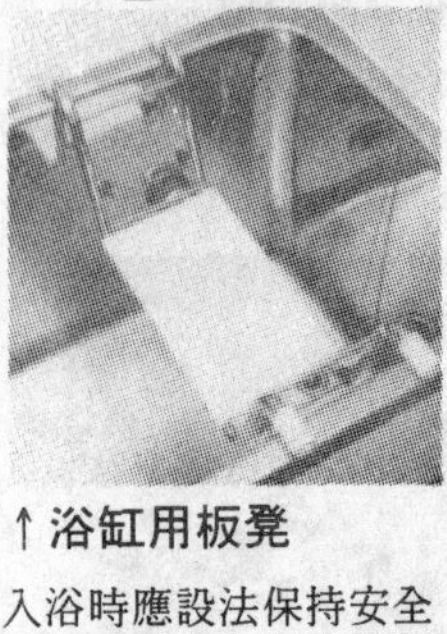

↑浴缸用板凳

入浴時應設法保持安全。坐在合成樹脂製成的塑膠凳上，讓病患儘情地享受溫泉浴的氣氛。

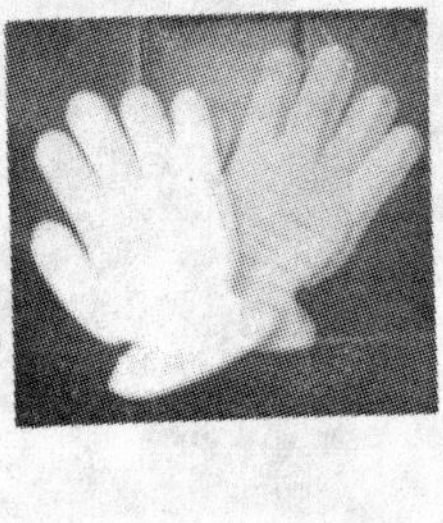

←入浴用手套，柔軟的手

套在雙手上，清洗病患身體的各部位。材質為塑膠，所以能給予皮膚適當的刺激，而且清洗過後很快就乾了。

不能入浴時，就給他擦拭身體

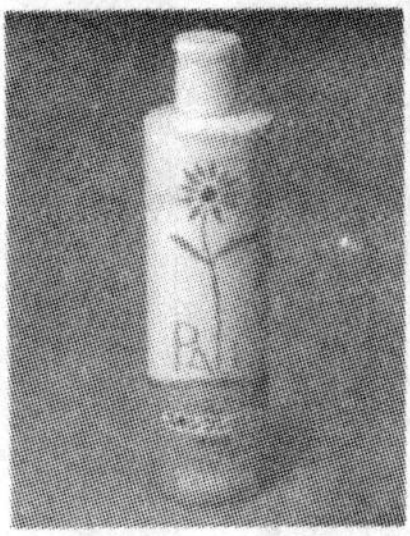

↑使皮膚舒適的清拭劑

污垢及體臭都能消除掉

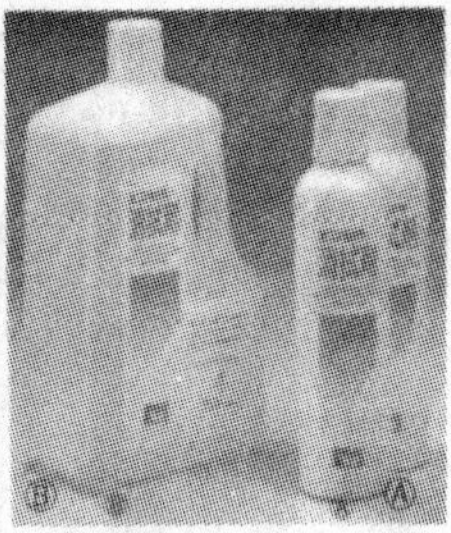

↑天使清拭劑

植物精配製成的清拭劑。請用柔軟的毛巾擦拭。

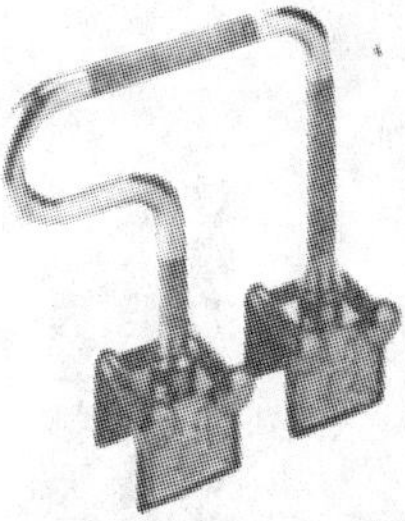

←日式洗澡桶用扶手

病患抓住這種扶手，可以安定的姿勢進出浴缸。固定部份能配合浴缸的厚度而調整，請選購能牢固地固定下來的種類。

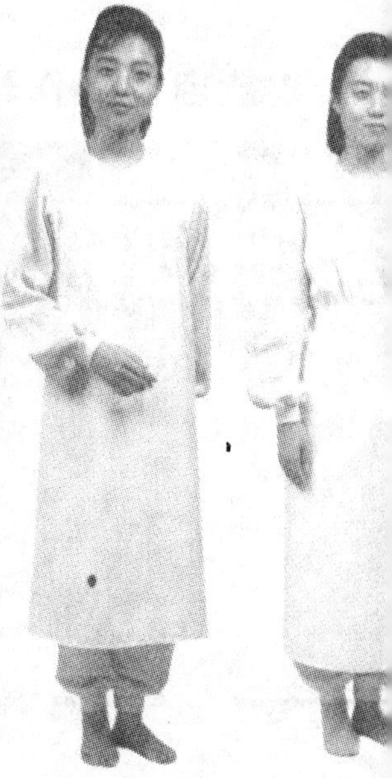

Ⓐ連身型　Ⓑ繫帶型

↑看護用圍裙

防止洗澡水及肥皂水濺起的圍裙。下身很寬鬆，所以能自由自在地幫助病患入浴。

清潔劑，使肌膚很舒適

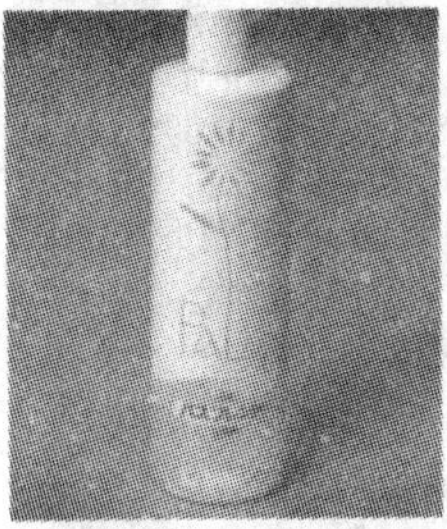

↑淋浴劑

能促進皮膚的新陳代謝，而有爽快感，而且使肌膚保有水份。

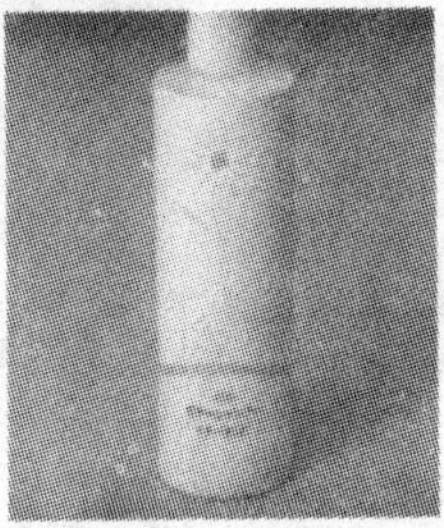

↑沐浴劑

除臭效果極佳的身體清潔。

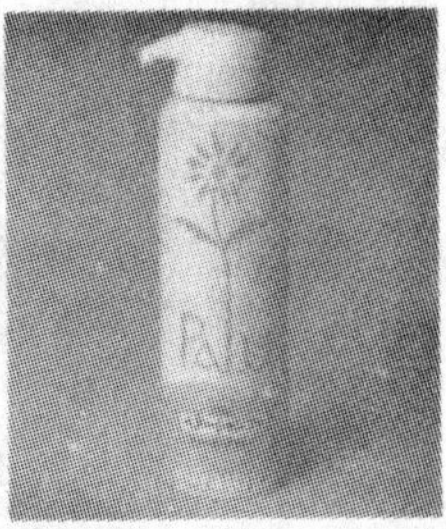

洗髮劑（乾洗用）

這是不用水的泡沫型洗髮劑，具有相當的脫脂及除臭效果。洗髮之後，會變得清潔而舒爽。

輪椅、拐杖、鞋子

與其整天都關在房間裡，還不如積極地到戶外去。曬曬太陽，接觸戶外的空氣，如此便能轉換為舒暢的心情。應確保腳部的安全。

能自己操作時——

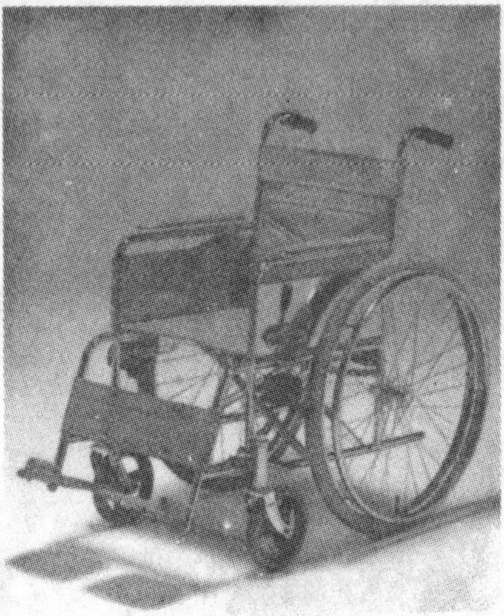

→輪椅

這是採用一個刹車便能安全的基本型輪椅。如果折疊起來，寬度只有30公分。

看護者推起來很方便，旅行時也很方便

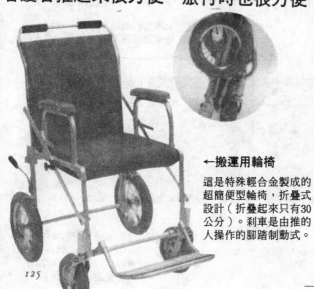

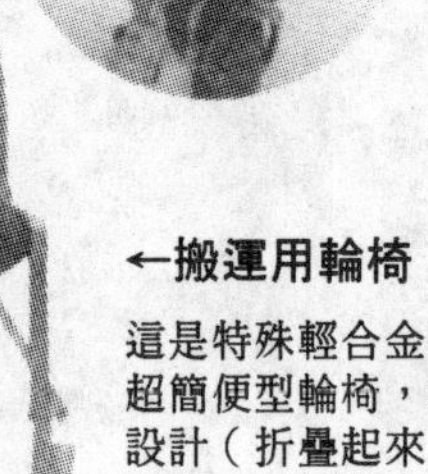

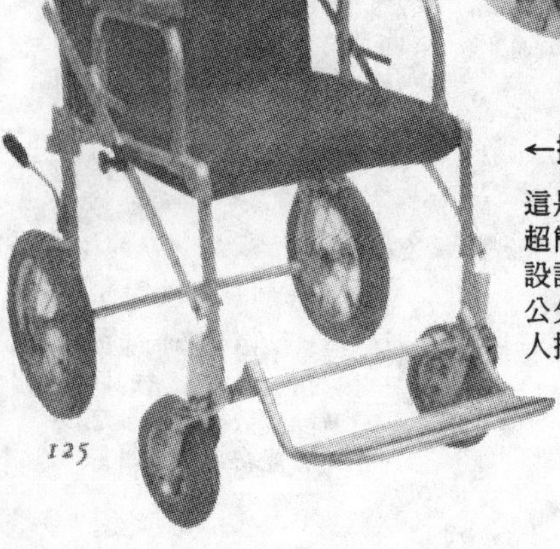

←搬運用輪椅

這是特殊輕合金製成的超簡便型輪椅，折疊式設計（折疊起來只有30公分）。刹車是由推的人操作的腳踏制動式。

要穿著容易、不會脫落的輕便鞋子

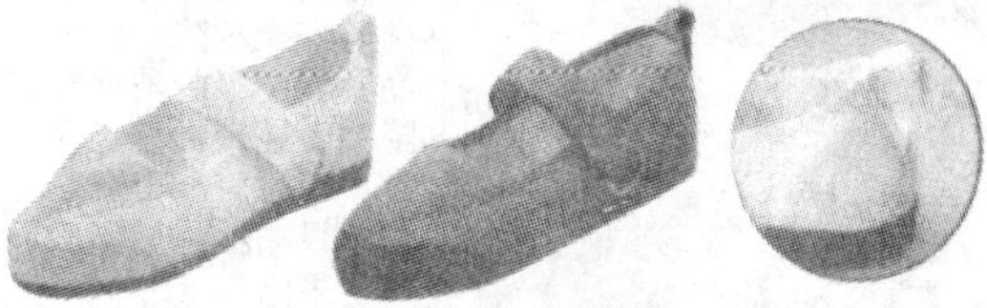

←沐浴用鞋子

在背面部份裝上橡膠，而且還有帶子。

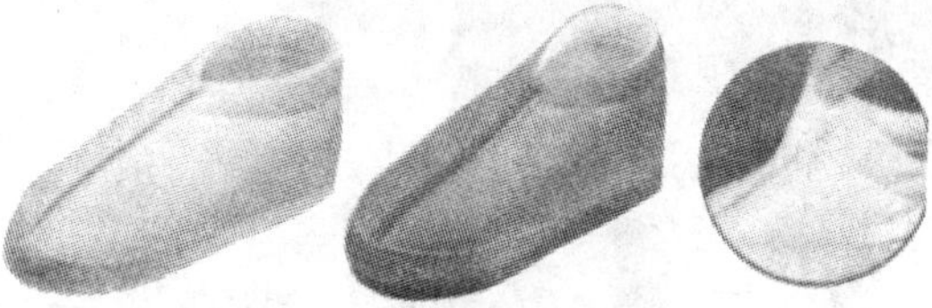

←沐浴用鞋子

這是將背面部份縱向打開，把腳放進去，然後用魔術粘固定的鞋子。對於坐在輪椅上的人，以及下雨天外出用也很方便。

應重視款式及安全性

↓特製紳士用、婦女用拐杖

有紳士用及婦女用的各種設計，款式非常繁多，按照其構造，價格都不相同。

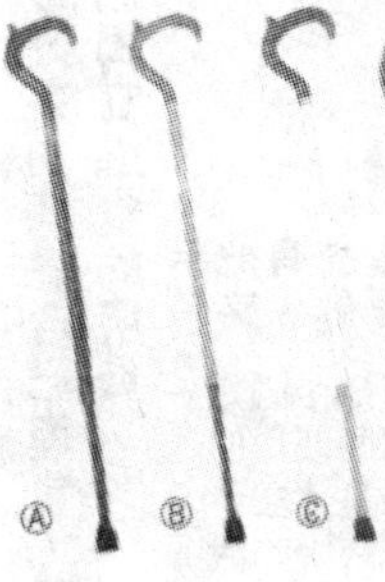

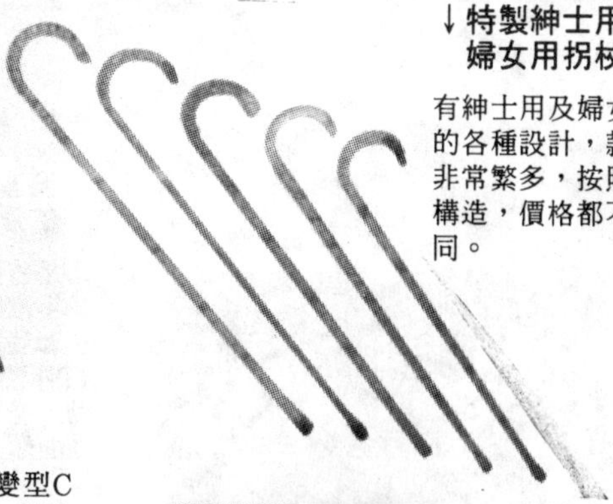

↑支撐用拐杖三種

這是具有止滑作用的變型C字型握杖，容易握住，能防止滑倒，也能調整長度。

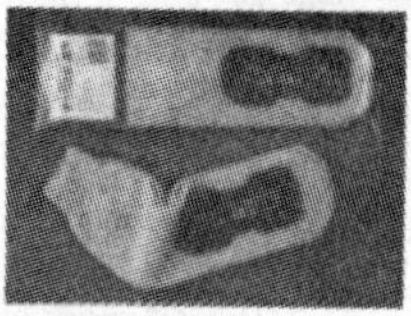

←防滑襪

在腳底有止滑的加工，保溫性也特別良好。

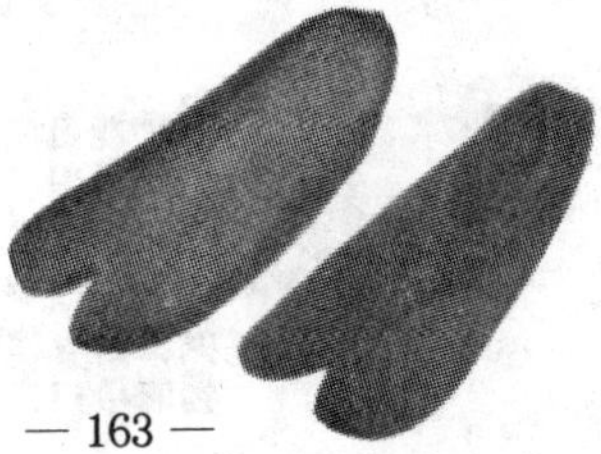

←腳套

因為腳底有止滑的橡膠，經過加工之後，便可預防滑倒、跌撞。

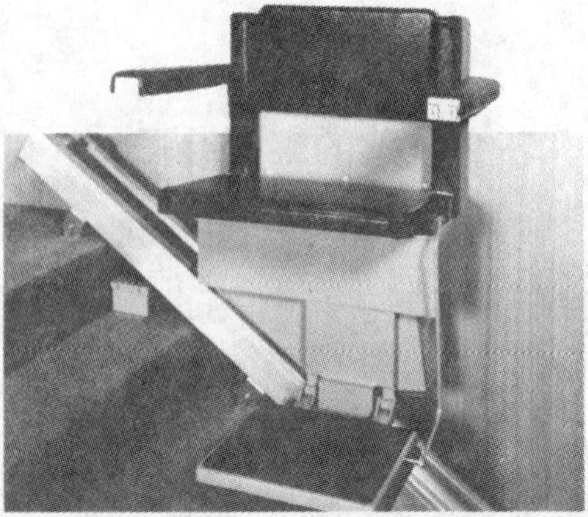

←椅子式階梯升降機

這是為了確保上下階梯的安全、防止跌倒而發展出來的階梯升降機。在階梯裝上軌道，而且設計十分便利，只需按一個鈕便可上下階梯。

湯匙、叉子、吸食器

三餐最好是由病患自己進食，所以應選擇能協助他們獨立進食的用具。

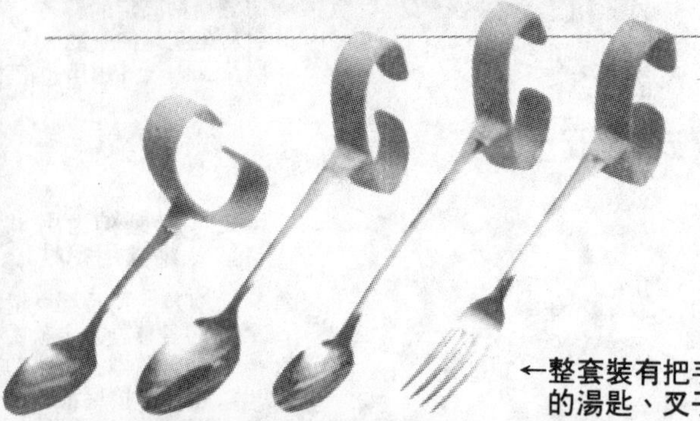

←整套裝有把手的湯匙、叉子

這是將把手固定於手掌而使用的整套餐具。把手和柄配合手的活動，能自由自在地曲伸。

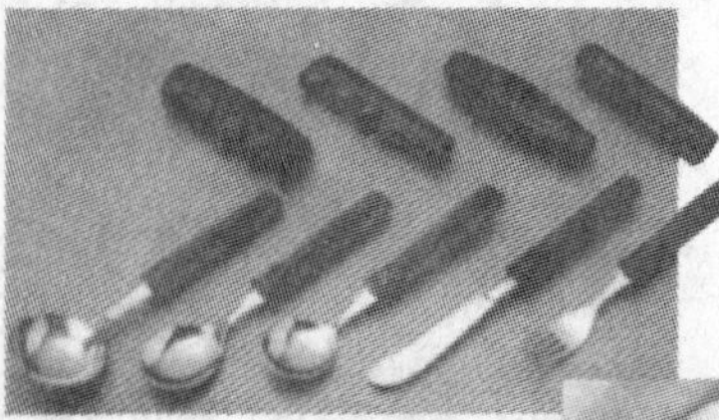

↑萬能湯匙組

可以配合手的狀態而自由換裝把手。長度都是20公分以上。

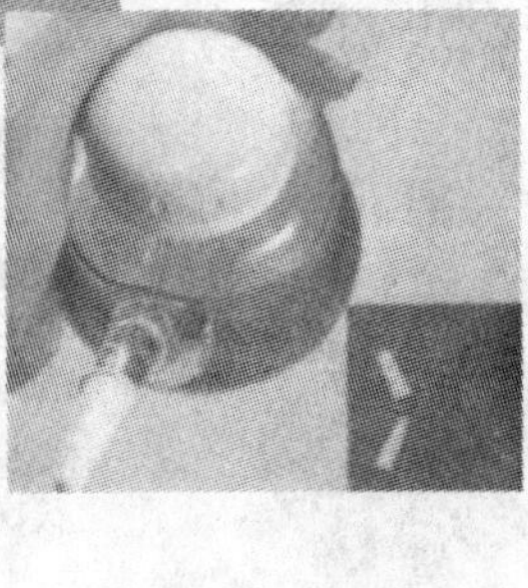

←容易拿且附有把手的吸食器

把手能自由地改變角度，對於手不方便的人很方便。吸口有可以喝濃湯、粥及含有纖維質食物的平口二種。

某家老人院的案例②

雖辛苦但也有極大的樂趣

這是必須用心的工作

我們這裡收容了大約一百名身體有疾病及某些障礙的老年人，即使他們有能力將食物送進嘴裡，但也有一些老人已經忘卻將食物放進嘴裡咀嚼，失去進食的能力。有些老人雖然頭腦仍很清楚，但下半身卻一點也不管用，行動很不方便。院內有四十八名男女職員，以三班制輪流負責老人的看護，幫助他們掃除、沐浴、吃飯，大家都忙得不可開交。

前來面會的家屬，也有很多類型。有些家屬只看看父母的臉，連招呼都不打就回去了，有些人則向我們說：「承蒙你們照顧。」而在那段期間內，會對我們工作人員表示謝意。最令我們感到困惑的是，住院的老人和其子女都認為他們已經付錢給院方，所以便有凡事都可要求的意識。「我的兒子來了，麻煩給他一杯茶！」諸如此類的小事，好像在使喚佣人一樣。

還有一些老人，僅僅換了床舖的位置，也會完全搞不清楚自己的房間在何方，以及前往廁所的路徑，所以在住進院內之前，院方會經過充分檢討再決定是否收容。有時雖在房間方面沒有問題，但卻會發生欺負同室的老人或被人欺負的狀況，造成院方的困擾。這麽一來，在精神上比較脆弱的人多半會承受不了，有時會發展成老年痴呆症。我們這裡的職責，會善加處理解開問題的癥結，對他們採取換來換去居住不同房間的策略。可是，人際關係畢竟是既複雜又困難的一件事。

如果病患可以自己拿掉尿布，或對他談話不會回答只是莞爾一笑時，我們就會興奮萬分。因此，即使在做其他的工作時職員們也會向老人們打招呼，和他們談談話。或是早上起床後讓他們穿上自己的家居服，不管是否坐在輪椅上，也將他們帶到大家在的地方。晚上則給他們穿上睡衣。如此努力於使他們痴呆的症狀不會惡化得太快。在自己家裡看護時，我們這些經驗也許多多少少對病患有一些幫助。

（特別看護老人院的談話）

第三章

家屬如何做老人看護

明智、開朗、健康，老人看護的15項要點

如果腦海浮現陰沈的印象，就會落入無盡的陷阱之中
如果一頭栽下去也會受傷，
但急轉的坡路應注意吐氣。
是好是壞，端看自己如何做。
也有暴風雨，也有晴朗之日。
健康管理應多加注意——。

1 家屬應瞭解老化的特徵

人年紀大了會有什麼樣的變化？如果能知道一些基本的常識，便能掌握老年人的狀況。尤其是如果知道心理方面變化的特徵，就更能知道應付的方法。

老化在心理上有如下的特徵：

第一：不安。當自覺到身體的衰老時，老年人會有過去根本未注意到的不安意識。若是一直無法擺脫這種不安感，就會失去自信，或是對疾病產生不必要的恐懼感，變得神經質，精神上呈現不穩定的狀況。

第二：孤獨感。面臨退休、辭職、親戚及朋友的死亡、子女的獨立、收入減少等等狀況，由於生活中失去了建設性的因素，因而容易產生寂寞的心境。心境愈來愈沮喪。

第三：自我本位。無法從事於社會性的活動，而且由於資訊不足，以致視野逐漸變化，無法產生具有彈性的想法。頑固、保守、強迫別人接受的現象日益增加。

第四：健忘。隨著腦部機能的老化，對新事物的理解、學習及記憶較以往棘手，逐漸失去耐性。

第五：自我防衛、感情用事。會變得容易流淚、容易生氣、很喜歡嘮嘮叨叨，對自己不利的事情，會採取保護自己的措施。別人說自己不好時，會憤怒萬分。

各位覺得如何？仔細看身邊的老年人你會發現，他們多多少少已出現這些狀況。

如果將這些狀況當作自己的事來看，便能瞭解年紀漸長之後所面臨的狀況。即使是僅僅身體不適而已，他們也會在腦海的某個角落固定著死亡的影像。過去縱使一個人在家也毫無問題，但現在就是害怕孤獨，從家中內側把門戶關緊，表現出很不尋常的舉止，或是害怕遇到恐嚇勒索的歹徒，不敢接近任何電話。年輕的一輩向他們說：「沒問題，不要緊！」或是不經意地說：「怎麼這樣就害怕了？」把老年人的恐懼不當作一回事，老年人當然會高興，因為，如此就未免太不了解老年人特有的心理了。

萬一，老人痴呆症惡化時，或異常的舉止變得更為明顯時，便可以考慮是否為上述五項原因的其中之一。即使無法改變他或她的老化的心理，至少也可以減輕其程度，這便是看護的態度。

問

有諺語說：「人老了就要聽從子女的話。」不過，對你來說，「老人」究竟是代表幾歲？

（年齡別、單位：%）

＜「老人」是指幾歲？＞

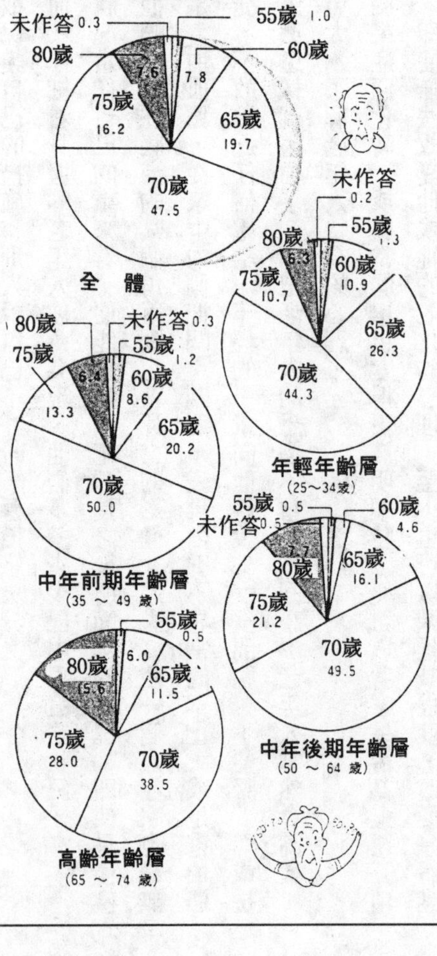

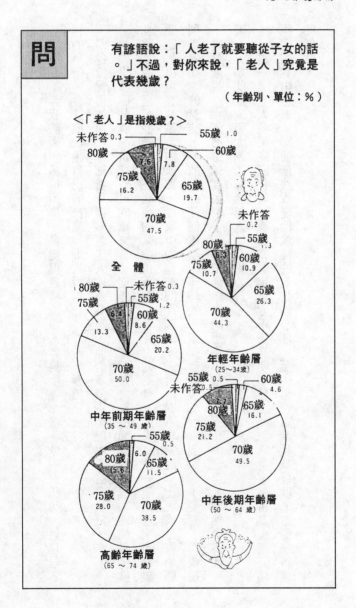

2　看護的作戰計劃應由家人共商

「大家都說，回想起來那並不算很長的一段時間，並不辛苦。但常有人來探望，每天都見到人進人出的，老年人的心中就會擔憂起來，不知這種辛苦的看護工作究竟要持續到何時，開始替看護的人感到不忍。但事實上，家人莫不認為現在這段時間最為重要，會非常珍惜和老年人最後相處的時光。」

某家老人福祉中心諮詢處的醫護人員，在接到在家中繼續做看護的家屬的求援電話時，都會這樣向家屬建議，請他們保有耐心及愛心。

事實上，當自己家中有了需要看護的老年人時，首先並不能預見將來會如何演變，究竟往好的方向或壞的方向呢？根本搞不清楚。每次都是重複同樣的情形。早上事情做好，餵好早餐時已經十一點了。接著給病患洗濯污穢的衣物，準備午餐，幫助病患進食，收拾妥當。然後心裡想著哪些東西沒有了，立刻外出購物，就這樣，連休息的時間都沒有就要開始準備晚餐。每天都是千篇一律，不管多麼充滿慈愛之心的人，到最後也會有「算了吧」的念頭，放棄看護的工作。只要是看護者，都難免遇上這樣的情形，此時他們的心境會非常沮喪。總之，看護的工作並非一個人能獨力完成的。

於是，當決定由家屬去看護老年人時，我建議應由全體家屬一起商量，擬出一份持久的作戰計劃。目前負責老年人看護工作的人，大多數是女性，而已經形成一種觀念，認為這是女性的任務，是她們該做的事。但不管男性或女性，也不管外面是否有工作，我希望大家都應逐漸養成對看護的認識，認為這是每一份子的義務。此時最重要的是，家屬應有一種共識，為了實現計劃，大家都要同心協力。

老年人的老化程度，按照狀況的不同，每個人的程度也不盡相同。而看護的內容，更是

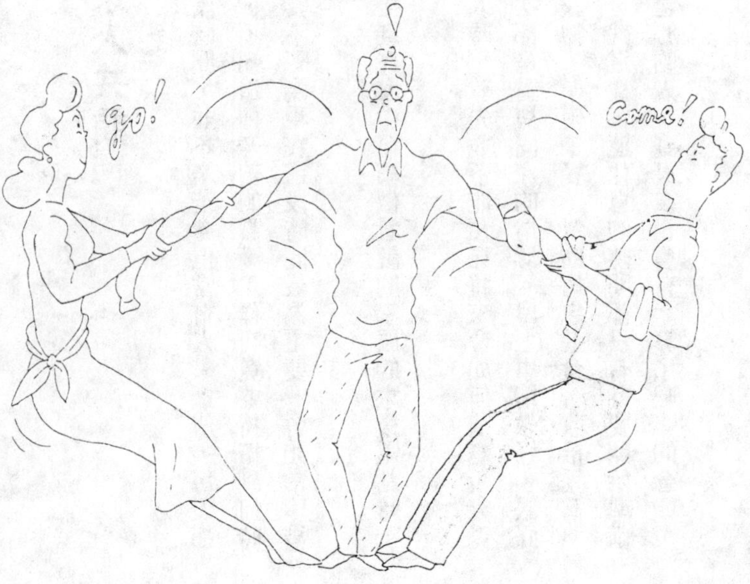

因人而異。從輕微的機能障礙到嚴重的老年痴呆症，從本來是生龍活虎的老年人到長年久臥病榻的老年人，這些老年人的看護重點都有顯著的不同之處。以復健及治療為主，並以重回社會為目的的看護，以及以維持日常安詳生活為目的的看護，兩者之中究竟選擇何者，所決定的看護方法也有所不同。

看護是否能進行得很順利，必須視看護者平日對老年人的心意如何而定，換言之，平日若是和老年人很親近，往往決定了看護工作的順利與否。如果和老年人在心靈上的距離很近，那麼彼此就會互相吸引，感覺很契合。但如果距離較遠，則心靈也較無法產生共鳴。做這種判斷時，看護者和被看護者之間的距離應就會呈現出來。有一項永遠不變的事實，那就是老年人經常都在期待看護者進行心靈上的交流。

3 機制、體力、服務精神是看護的三大必備條件

體力、視力、聽力、思考力及意願的衰退，都是老年人老化的特徵，使他們很自然地不擅於思考。如果察覺到這種傾向，就有必要以「機制」來治療。也就是時時對患者說：「你

會注意到的。」「你會想出來的。」諸如此類的稱讚之辭，藉此恢復患者的機能。

當老年人起立時就過去幫助他，當他彎腰要撿東西時就幫他撿起來。如果他要找眼鏡或打火機的話，就告訴他在何處。不是看著他一直在做一些事，而是從旁幫助他，懷著服務的精神，在不刻意的情形下協助他。

一般而言，老年人都很重情義，即使家屬一點小小的心意，他們也會視如寶物一般，永遠珍藏於內心某個角落。而大家的心意愈深厚，彼此的信賴關係就變得愈堅固。家人的體貼及安慰，會增加他們「我是家中一份子」的意識及安心感。

當老年人時而臥床時而起身時，我們也應

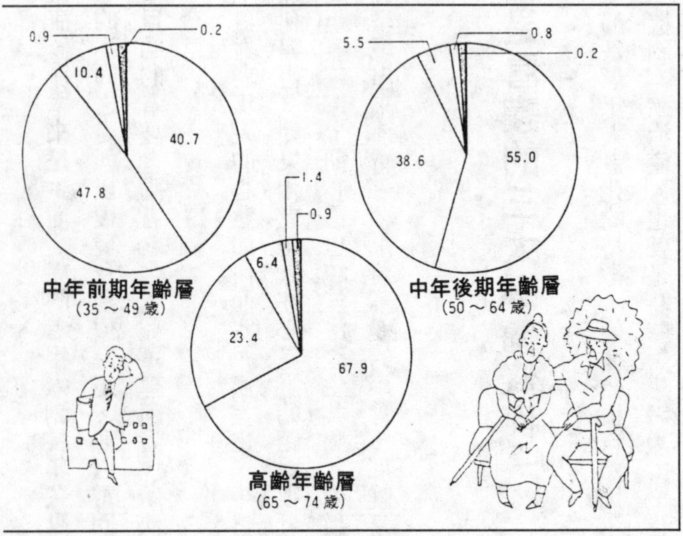

開始由「機制」方面觀察其感應力及行動力。到了此階段，通常也是看護生活正式開始的時候，所以，此時也需要體力。不分白天、夜晚，在這段期間內從事著極為瑣碎的工作，而「機制」在此時就更有必要了。

本來，「機制」是人類心理自然就有的東西。在一瞬間為老年人做某件事的心思及行動，是由爆發力產生的，兩者才達於一致。但是，如果根本不具備為他而做的心思、意念，就無法產生「機制」。

和老年人共同生活時，最好平日家屬之間就應培養出服務精神。不是有諺語說：「羅馬不是一天造成的。」

問　你對老年人感覺很親近嗎？

（年齡別、單位%）

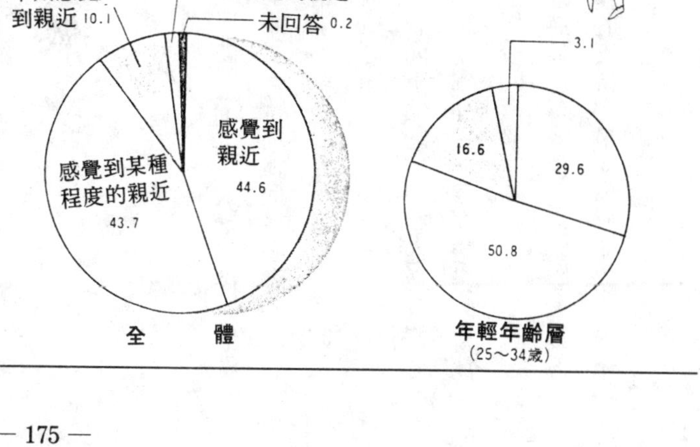

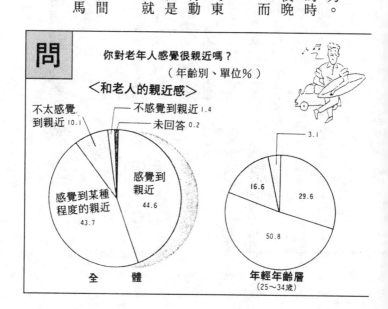

4 「如果是我，我會希望別人這麼做。」讓子女看見這種情形吧

「我先生從公司嘆著氣回家，讓年老的父親到浴室洗澡。自從兒子上了大學之後，他就說要幫忙，並儘量設法找出時間早點回家。我很高興，雖然我並沒有特別請他這麼做。」

這是一位家庭主婦的談話。她什麼都沒有說，也不是想請求，只是以看護者這一輩的父母的身份，對新時代下的子女們提出家中有半身不遂的老年時的建議。

「奶奶突然有嚴重的失禁現象，真是糟糕！」當母親這樣說而求助時，沒有通過升學考試的兒子立刻從二樓跑下來幫助。「爺爺晚上常常起來，不知想到哪裡去，我在讀書時會注意看著他，一切都沒問題的！」說這番話的也是一位沒有考上學校的落榜生。

有人說，現在的年輕人如何如何不懂得孝順長輩，但我認為，也有些孩子在家庭看護方面可以被培養為一份寶貴的力量，減輕家人的負擔，是能依賴的支持力量。他們和家人、年

老的長輩保持著同等的存在感、共識感，而很親近地同在一個屋簷下。因此，一旦發生突發事件時，孩子們往往把老年人的事當作自己的事，很自然地伸出援手，扶助老人。

孩子們可以說從小就看著大人們奉養老年人長大的。生活的感覺、智慧及各種禮儀、禮節等等，都會按照家中大人們的做法去學習。而人際關係的範例，也都在於他們所生長的環境之中。

不拒絕、不排斥老年人的感性，能將老年人的事當作自己的事去考慮的心意……，我想這些和父母的態度有著極大的關係。

在某本家庭訪問推銷的工作手冊上，列有一個項目：「要像別人為你服務一樣去服務顧客。」碰巧在三代同堂的家庭裡長大的孩子，便會以雙方父母對待老年人的態度作為範本，但在只有父母及子女的家庭裡，即使想要學習也沒有倣效的對象。在這樣的情形下，如果遇上突然需要看護的狀況，就只好將基準定在「自己希望別人對我如何做」，以此基準去看護患者。這種「將心比心」的態度，正是看護的一大關鍵。

明天的我，也許會站在需要別人看護的立場。無論根據何種方法論，都希望能看到被子女信賴的看護。

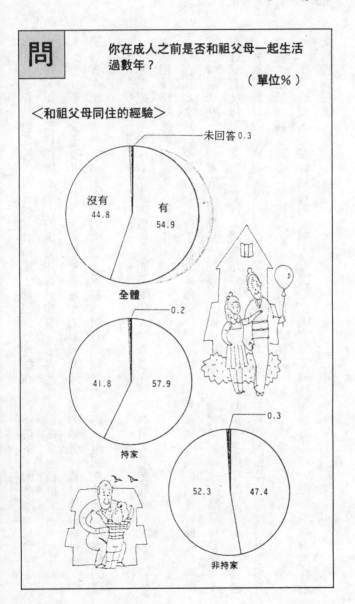

問

你在成人之前是否和祖父母一起生活過數年？

（單位%）

<和祖父母同住的經驗>

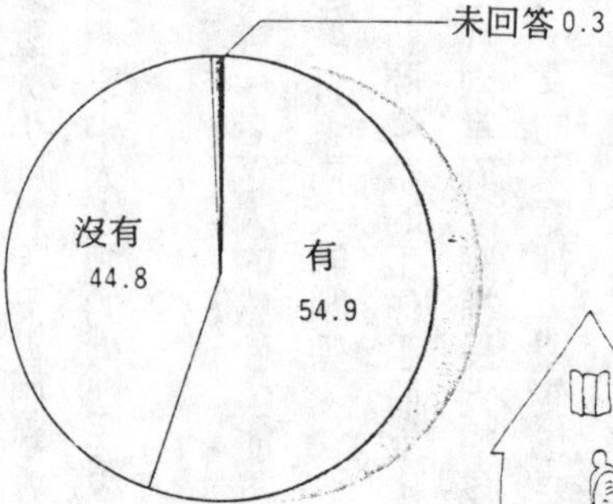

全體

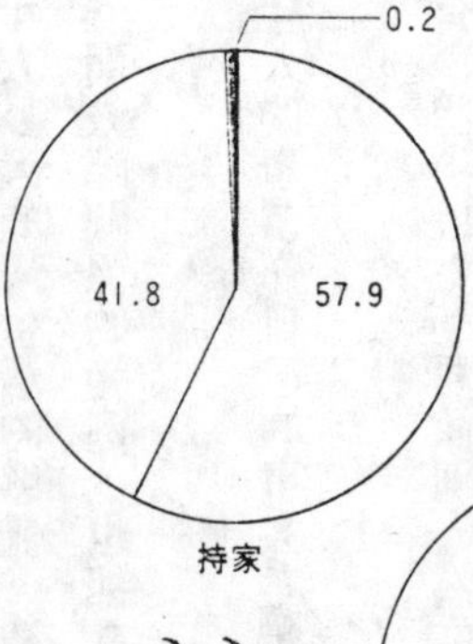

持家

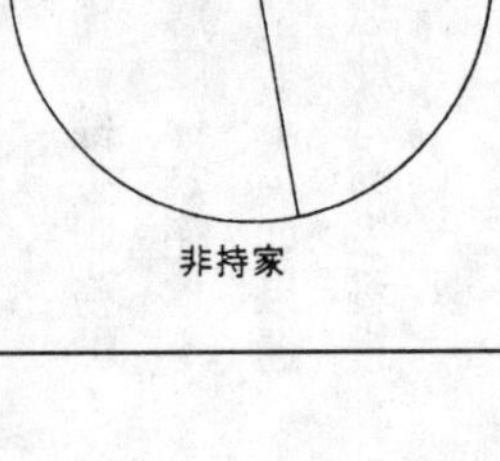

非持家

5 彼此都應錯開各自方便的時間

人一旦說出自己如何如何才方便的話，那真是沒完沒了。公司方面的方便、個人的方便、感情的方便……。人畢竟是自私的，凡事總是先考慮到自己。

為何為了一個老年人，全家人都非得弄得辛苦不堪不可呢？有這樣的心情在心中動搖時，情緒就會變得很不舒服，久而久之，也累積了精神上的壓力。

「你也不給爺爺吃晚飯，究竟跑到哪裡去了，現在已經十點了！」「你在說什麼？我今天加班，不是和你約好讓你早一點回來嗎？」「有時

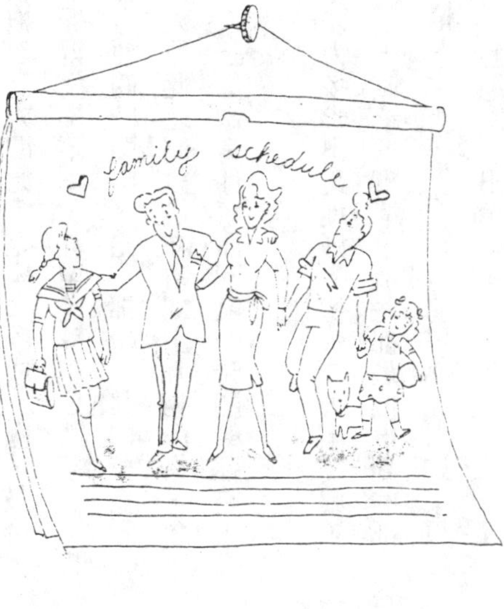

我也會突然有事啊！」如果一再發生某些狀況，也有可能遇上原先沒有預料的危急狀況。

彼此都說自己有事，時間上不方便，結果從互相抱怨對方開始，全家人吵成一團，最後變成彼此互相責備對方在看護上偷工減料，每個人都覺得疲累不堪，甚至精神也崩潰了。

如此一來，更應全家人設法調整各自的時間，在方便的時間中挪出一部份，共同分擔看護的任務，這是有需要看護者的家庭應有的做法。家人彼此之間設法在時間上互相配合，各讓一步，有彈性地做約定的移動、變更，尤其是當有人請你做某件事而回家的時間較遲時，也應和其他的家人連絡好。

幸好在許多時候，萬一發生狀況時，家人的應變能力多半出奇地好。儘管有人不高興，但還是會有人仍保持充沛的精力，提出解決的方法，以勇氣承擔事情，這些都是做得到的部份。「沒辦法，非做不可！」——這也是在不得已的情況下所產生的精力及勇氣，但如果只有其中一人鼓起勇氣，則其他的人也會被觸發，一個一個地產生出勇氣。

精力、智慧、勇氣的根源，來自於對老年人的感情及愛心。有一個不能袖手不管的人，在那裡活著，眼前的事實，讓人感覺到生命的尊嚴。雖然心裡有所怨言、苦惱，但仍然看護患者，而看護者這一方，會變得愈來愈堅強，終於平安無事地完成看護的任務。有這方面經驗的人說：「從此次的經驗，我能體會到用心的重要性，以及人心的奧妙。」

6　對不可以的事照實向對方說「不可以！」也是看護者的任務

有一位老年人因為腦溢血而導致右半身不遂。所幸復健奏效了，出院後便過著時而躺著時而起身的生活，被兒子、兒媳及兩個孫子圍繞著而生活著。此人七十五歲，頭腦仍很清晰，也很擅於辯論。他的太太由於半身不遂，三年前已經先丈夫離開人世。

他以前仍未退休的時代，因為從事的工作和股票買賣有關，所以出院後仍繼續閱讀報紙及經濟雜誌，他非常有活力，所有股票的相關情報都毫不遺漏地收集起來。但他有一不良習慣，那就是煙抽得極兇，常以並不方便的右手大過煙癮。他的太太在世時，對火星的管理工作十分小心，但太太一過世之後，接下管理火星工作的媳婦無法整天陪在他身邊。此時，他開始出現大小便失禁的情況，也變得愈來愈難伺候，很容易發脾氣，所以家人非常擔心萬一失火時該怎麼辦，於是向他提出夜間不要抽煙的要求。果然不出所料，他以怒髮衝冠的表情臭罵了一頓，甚至還對媳婦說：「妳現在已經不是我家的媳婦，我們不是一家人！」說著更作勢要出手打人。

如果夜間在睡眠中發生火災的話，半身不遂的公公會有何結果呢？然而，抽煙是公公多年以來的習慣，實在無法讓他戒掉。在苦惱之餘，她乾脆一到晚上就把香煙、打火機、煙灰缸之類的東西全都藏起來。不過她心中仍很憂慮，如果為了這件事而讓他精神錯亂，那又該如何是好？據說他們兩人有幾次持續著爭執的情形，雙方你一句我一句互不讓步，但危險的事還是存在著危險性，她終於採取堅硬的態度，而他也屈服了。

我認為，老年人多半具有直觀的理解能力，觀察別人「對方是否為了我好才這麼說？」他們會排斥謊言或是欺騙的話。如果說真實的話，或是彼此真誠地接觸的話，遲早應能互相瞭解。因此，此時的要點便是，應以信念及愛心去從事看護工作。

7 儘量活潑、愉快，言辭之中應充滿鼓勵的意味

曾經有人說過一段很有趣的話：「不知為何總覺得對什麼都提不勁來，無論吃什麼東西都沒有任何感動，而說話時，也是場合愈熱鬧愈感到自己的孤獨，愈無法瞭解談話的內容，對方的速度太快，就抱自己無法加入周遭之人的談話，所以，老年人才會逐漸把自己關進自己的殼裡，封閉在自己的世界裡。」

如果這種狀態每天都繼續下去的話，老年人就會脫離一家人的圈子，雖然身邊的家都很快樂地享受家庭生活，全家打成一片，但卻沒有人會去找他們來參與。這種情形，就像大家都去遠足只留下生病的孩子一樣，那種心境是非常孤寂的。老年人的心理一旦日漸沮喪、退縮，則身體也會產生毛病。

因此，我們應儘量營造讓老年人忘卻孤獨的情境。和他們交話時，應給予他們明朗的印象，帶動氣氛。「我們要飲茶了，大家都在等你。」「報紙已經幫你放在餐廳了。」像這樣設法讓他們走出房間。「當時你是怎麼做的呢？」也可以製造重提往事、話當年勇的機會。如果他們做某件事沒做好，也不妨先愉快地向他們說：「對不起，這件事本來我來做就好。」同時，由我們主動找出一些他們比較擅長的事情，讓他們做或請他們幫忙，此時一定不要忘記向他說些感謝的話。

老年人多半不會直接表達自己的心情。喜歡去的地方偏偏說不想去，想要的東西卻推說不喜歡。雖然外表裝作很堅強，但實際上卻膽怯、害羞。有時，心裡會想著：即使自己拒絕了，但只要對方能一再勸說自己，那就太好了。

「啊，原來你實際上是想去的。」「你根本就想要那個東西。」如果這樣責備他，對一個照顧病患的看護而言，是不合格的。不能太坦率、老實地說話，是有其原因的。因為，即使和對方一起去，但如果自己有不知如何是好的顧慮，以及自己心理很想要，但怕增加對方的負擔，就會產生這種隱忍不說的態度。

「今天我有點不舒服。」如果老年人這樣說時，你就若無其事地觀察他。如果發現並沒有什麼事，可能是因為老年人心中寂寞希望有人陪他，所以才這麼說。此時你應該儘量陪伴

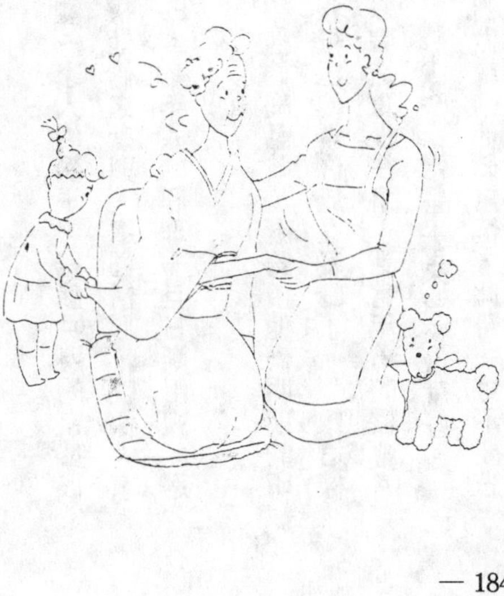

他。雖然這樣做會出乎意料的痲煩，但仍應將此事視為不會讓他的痴呆或老化更惡化，而且是讓他永遠精神良好的一種策略。同時，也要有這麼做到最後是為自己而做的認知，因為自己將來也會有這樣的一天。

8 沮喪時，斷然地讓他轉換心情

一般的生活作息時間，工作佔八小時，睡眠佔八小時，其餘的時間，被認為是吃飯、看電視、讀書的時間，也就是所謂的休息時間。開始照顧老年人時，必須花去許多時間，一天二十四小時也必須巧妙地分配、安排，加以一番管理，否則的話，一直陪伴病患的看護者也許就會失去自我。

此時，正如養育幼小的孩子一樣，時間會變得斷斷續續的，非常零碎。

而且，非做不可的工作變多了，我建議看護者們，將包括看護、家事等必要的事情都記下來。如果寫在日曆上，就比較簡單。把日曆掛在顯眼的地方。向全家人公佈行事曆，要求協助也很重要。

公佈行事曆的做法，變成儘量將看護工作分擔給家人，要求協助的一種訊息。

但是，不能請別人做的是自我調整、控制。體力及氣力的控制只有自己才能做到。

有一位五十九歲的家庭主婦，她照顧因腦溢血而躺臥病榻的婆婆。一天二次的散步時間，她儘量撥出時間陪婆婆出去走走。早餐及午餐之後，都是老年人吃完飯心情上較為輕鬆的時候，此時可以順便購物，有時就到公園去，享受一下綠意，這也是恢復自己的時間。她相信婆婆所說的：「我會儘量一個人躺著。」而一方對自己說：「這樣做是為了我自己。」一方面慢慢地走。

還有一位主婦，採用了瑜伽術，也就是瑜伽的基本腹式呼吸法。在床上躺成大字型，放鬆全身的力量，吸氣，儘量鼓起腹部，然後用力慢慢地吐氣。如此反覆做幾次之後，很不可思議，壓力及厭煩都從身體及心理中消失掉——。據她說，瑜伽具有奇妙的效果，可以作為看護者們的參考。

如果不開發自我控制力，疲勞及氣力喪失就會慢慢呈現出症狀。所以重要的是，應及早使它習慣化。在日曆的空白處用紅色筆寫上大大的「散步」，或是「瑜伽」，你認為如何？

9 在看護方面設立指導員制，就比較容易整理出結論

醫院中有醫師及護士，而醫療便是根據醫師的診斷，井然有序地繼續進行治療。這是由專家所進行的很完整而有系統的工作。時間的管理、生活的管理及飲食管理，都是在這樣的系統之中進行的，每天幾乎都正確而有規律地過日子。但在自己家中又和醫院不一樣，既沒有專家，也沒有時間的約束。有的只是已經看習慣的用具，以及任它隨意消磨掉的時間。最大的差異在於，家中有老年人的家人，他們的臉孔會使老年人看來覺得很安慰、很寧靜。

在自己家中，是不是可以不要任何方針，

●照顧老人的看護者的煩惱

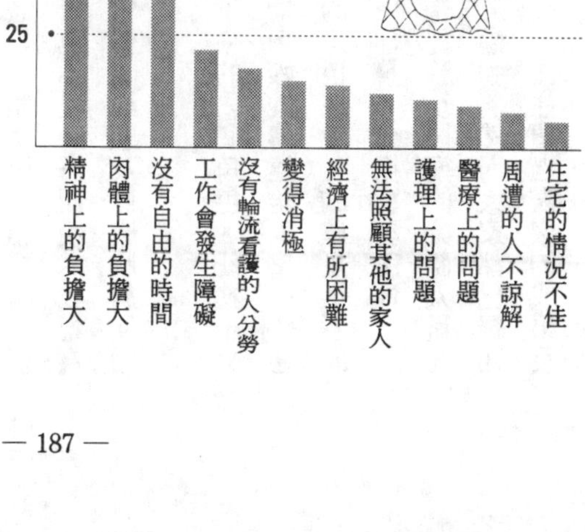

毫無計劃地做呢？不是的！此時需有一個中心人物。此人必須是老年人能「以心相許」，很依賴他的人。在一個家庭裡，可能會有各種各樣的大小事情，所以也不能一概而論，我認為還是同住的家人比較合適，不用說，此人最好是很瞭解老年人的習慣、好惡及健康狀態。因為，如此一來老年人也會比較輕鬆。

我們暫且將此人稱為「指導員」。而指導員是凡事都需承擔下來的一個角色，任務十分重大。他也是家人及親戚們的「廣播電台」，更是將老年人的心情巧妙地傳達給大家的「通譯」。此人多半也需擔任看護工作，從事實務，所以以他所扮演的角色來說，的確是很不簡單。任務的分配最好由這位指導員去決定，並儘量讓家人主動接受任務，分擔實務工作。在家中所能做的看護，因為既不是醫師及護士，只是一些沒有經驗及技術的業餘人員在做，所以絕對無法做到盡善盡美，也不必奢望做得完美，以致過於勉強。然而大家都已經知道，心裡是想為了對方而從自己注意到的事去一一完成的業餘看護，往往超過醫療的成果及結果，而出現令人意想不到的效果。

到了在家中已經無法進行看護的階段，而將病患送到醫院或某種機構時，如果已經一再重複此一過程，我想看護和病患在心靈上仍能相通，病患心理上也會有某種程度的滿足。

10 應確保來自家人以外的助手！

老人看護是一個需要長時間奮戰的工作，而看護的人在體力、氣力上都有其極限。這是一個沒有經驗就很瞭解的領域，不過根據常識來說，要一個人負擔一切的看護工作是很困難的。雖然也應視病患病情嚴重的程度如何，而決定工作量的大小，但無論如何，看護者身心兩方面的負擔都是非常大的。

儘管如此，但就算已經做好準備，決定由全家人以輪班制進行看護工作，可是現代家庭的人數都較少，每個人都有忙碌的工作，在此情形下，會一再重複勉強接受看護工作的過程，結果可能導致每個人都累倒了。這種情形該如何是好呢？

最好的方法，是確保可以幫助自己的助手。雖然一個好的助手不是那麼容易找到，但還是應盡力去找，而此人應從家人以外的人選中尋找。

有人是在賣洗澡桶貼上「尋求助手」的廣告，有人則利用朋友的人際脈絡。也有人乾脆到臨時工介紹所去找。此時，多花一點費用也是無可奈何的事。

有人是因為在某一地區住得很久，而和當地的人完全打成一片，獲得良好的鄰居關係，需要時便立刻得到協助，這樣的例子也不少。

有一個三人家庭，家中成員有二十歲的女兒、六十歲的母親、九十歲的奶奶，可以說是三個女人的家庭。奶奶因為年紀已經很大了，所以總是躺在床上。母親及女兒都有工作，白天只有奶奶一人在家，這種情形已經持續了幾年。「奶奶，我們要出去了。」早上母女兩人就這樣出去上班，門也不上鎖，任何人都能從玄關的門走進來。中午一次，午後也會有一、二次，和這一家人相處得很好的鄰居相繼前來巡視，附近的歐巴桑也會來替奶奶換尿布，接替照顧奶奶的工作，做一些簡的瑣事。

幸虧這位奶奶是不太麻煩別人的病患，而且她已經習慣於一個人留在家中，家人有自信，認為讓他一個人在家應該不要緊，所以才放心地把她託給鄰居。據說，她們也送了謝禮，當然一點點薄禮是不夠的，但至少已表達了感激之意。這是判斷奶奶的狀態，並瞭解其以往的日常生活而作出的決定。這樣做，才可以應付看護工作的長期作戰。

最近，國家及地方自治體的醫療服務已經很充實了，所以我建議各位都要善加利用醫療制度。大家都可以去找福祉事務所及市區的老人福祉課、保健所，在那裡有專業人員可以諮詢，你能獲得在家看護及入浴服務等各方面的建議。

11 不要將健忘誤以為是痴呆，應好好分辨清楚

「最近我家的爺爺情況非常不好！」「喔，終於那個了嗎？痴呆了嗎？」常聽有人交談的內容提及「痴呆」。因為電視及傳播媒體將痴呆當作有趣味性的題材，大幅加以報導的緣故，一提及家中時，人們立刻就會聯想到「痴呆」。對老年人而言，即使到了有必要借助他人看護時神智仍很清楚，卻被視為「老人痴呆症」，這種情形無疑一大困惑、一大傷害，非常傷腦筋。

根據東京都所舉辦的疫學調查，在家的痴呆老人出現率只有四•六％而已（男性三•九％，女性五•一％）。男性的出現率比女性為低，以八十五歲以上的老人而言，男性為一八•九％，女性則為二六•九％。但是，相當數目的老人並沒有出現痴呆的症狀。所以，即使情況不好就立刻在腦海裡浮現電視上所看到的那些痴呆老人的形象，是大錯特錯的。

擁有能適應社會生活的頭腦，而且仍有處理身邊事情的體力，過著圓滿的退休生活的老

人，並不在少數。
那麼，為何我們以那樣的概念去看老人呢？那是因為，健忘乍看之下似乎是痴呆的症狀，而這兩者被混為一談的緣故。人老了之後就會逐漸退化，即使年輕的你，也已經在眼睛看不見的地方開始老化。內臟、肌肉、骨骼、細胞等等，以及臉上的皺紋、皮膚的斑點、乾燥，這些都同樣一點一點地開始衰老。腦部的老化也是其中之一，不過很麻煩的是，它會伴隨健忘的症狀。即使稍微有一點健忘的症狀，只要身體仍健康，對生活不會產生障礙，這種健忘便屬老化的自然現象。但如果伴隨著智能障礙及精神活動的減低，這種情形已經屬於疾病的範圍，這種疾病便稱為老人痴呆症。

●健忘和痴呆的不同

健康的健忘	痴呆的健忘
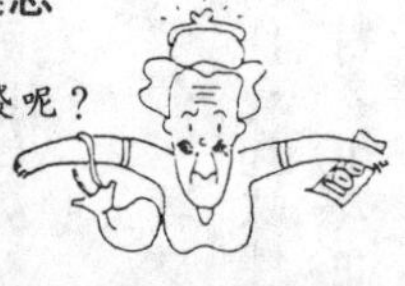	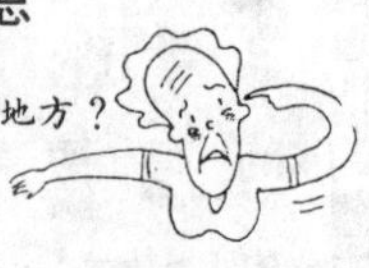
忘記所經驗的事的一部份。記憶的細部不確定。	完全忘掉所有的經驗。
記住新事物（記憶力）的能力減退。	不僅是記憶力而已，連智能也降低了。
只會自我困擾而不會麻煩別人，人格不變。	會認為一切都是別人造成的，人格的水準開始降低。
不會不知道自己身在何處。	不知自己身在何處，也失去現在時間的感覺。
日常生活沒特別的障礙。	會呈現幻覺、妄想、徘徊等症狀，對日常生活產生障礙。
判斷力及理解力仍是正常的。	判斷力及理解力都降低了。

12　老人看護是從瑣碎小事開始

結束長期的住院生活，出院之後，開始出現躺或起身的徵兆時，應如何去協助病患，又幫助些什麼事呢？如何去滿足老年人想要依賴別人的心情？我的建議是：一方面觀察，一方面尋求應對方法。對於病後的老年人，希望其家人都能採取適當的處置方法。

東京都老人綜合研究所的林玉子先生說，照顧病患有如下的階段或步驟：

1　自我照顧的案例……對於能自立而生活的人的照顧。

2　在家看護的案例……對於吃飯、打掃、洗衣等日常生活的照顧。

3　個人性的看護……排泄、入浴、移動等生活動作的照顧。

4　專業性的看護……包括專門的看護及復健等看護醫療在內的照顧。

5　最後的看護……結束一生，為他送終之前的最後應對。

老年人並不是都一定經過這些階段。有時到1、2直接跳到4，或是從4跳到2。無論如何，應瞭解從小小的協助開始，到對一個人的看護為止，你現在就要去瞭解，所要看護的老年人已經到了哪一個階段。

　老年人和幼小的小孩是不同的，有時，即使身體已經失去自由，行動不甚方便，但精神多半仍未衰退。再者，有時相反地老化已經達到精神的部份，變得很難伺候，非常排斥他人。

　希望照顧得無微之至，這乃是人之常情，不過有時雙方的想法不一致，而善意地違逆對方的意思，也會產生善意的顧慮，逼迫對方做某件事。

　照顧病患時稍微保持一點距離，若即若離地，站在從旁協助的立場，以關懷的態度去看守病患，如此一來，將會成為一大關鍵。

●如果你年老時變成單獨一人而身體不便時，你想要讓什麽人在什麽地方照顧你的身邊瑣事呢？（年齡別・單位：%）

＜你所希望的老後看護方法＞

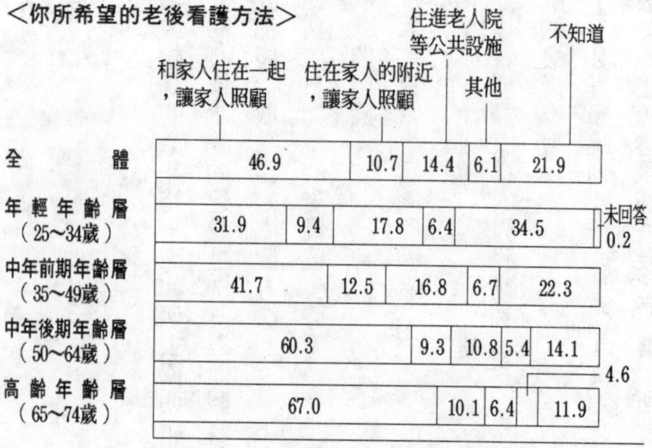

※備註／「其他」是指在家中接受家庭服務員等公共福利服務或出錢請看護等在家擔任看護服務，住進自費的老人設施，以及請親近的鄰居、朋友照顧。

13 探視病患時，彼此都不要忘記禮節

對正在看護病患的人而言，突然有訪客來探病會令他感到困惑。

曾有一位老年人，醫院准許他在外面住宿，親人之間此時有一種想法，認為此次的外宿是最後一次，所以大家都預先準備好儘量保持輕鬆的樣子，讓他在和家人充分接觸的情況中，靜靜地度過這段期間。隨著疾病愈來愈惡化而來的緊迫感，整個家庭都將「最後一次的相聚」的心情藏在內心，而很開朗、快樂地迎接此次的相聚。

但聽到病患回家來，親戚和附近的鄰居也一個個地前來。因為大家都是感情不錯的朋友，所以也不能不讓他們見面。而來看他的人，都好像來和他訣別似地，都說一些令人悲傷的話。雖然家人特別裝作很開心的樣子，但回家不久的老年人，心情立刻變得非常沈悶。此時，回家、再度見到親友，以及和病魔的纏鬥等等，都一一湧上心頭。已經沒有體力的老年人，反而更加疲累。

而和他住的家人也累了，特別是訪客的接待及談話的應對，無法像平常一樣面面俱到，

心中覺得很愧疚。曾有如下的例子。

上午輕輕鬆鬆回家來的已出嫁的二女兒，是為了探視一臥不起的父親，而在前往百貨公司採購物品之前先回家一趟的。她充分發揮回到娘家的安逸感，接受家人茶水、點心的招待，也在家中吃午餐。結果，這家的主婦就無法去上原本已經預定好的一週一次的雕刻課。

「能維持到何時呢？」有人這樣問，以及「要不要替你買什麼東西回來？」或是「要不要我到醫師那兒去拿藥？」如果自己家人說出這樣外人也會問的話，不知病患能有多大的幫助？這樣的關心令人喜悅的程度，除非是當事者本身，否則根本就無法體會。

去探病的人，除了對老年人的關心之外，同時也不要忘記對看護者的關心，再者，被探視的人應好好地說明當時的情況，也要有勇氣說出是否方便接待。禮節便是以替人設想為最優先。

14 縱使精神良好也不要忘記利用聲音及文字

「我一個人住很清閒、很舒服。」「能自由自在地做任何自己想做的事，現在不去為家人操心的生活也不錯。」「到老年期我才想要做過去不能做的事，有好多自己喜歡的事呢。」——遇到如此積極派的老年人，年紀遠在他們之下的年輕一代，會發現有很多需要向他們學習的地方。他們擁有發生萬一時可以依賴的親密人際脈絡，包括附近的鄰居、認識的人，以及家人、親戚，不分男女老少，都是「人」的財產，無形的資源。而且他們也和別人保持良好的關係，所以也擁有各種情報。他們便是具有社會性的一群老年人。

他們也善於利用地區的社會設施（地區的老人俱樂部、學習或運動俱樂部）。他們認為自己精神良好還能活動時，應培養自立的氣概。

但是，這樣的老年人是不是都不要家人的照顧呢？也不盡然。即使是健康不成問題，很有精神，但他的心靈仍會因為老化的特性而引起寂寞的情緒。

因此，縱使沒有和老年人住在一起，也應記得傳達聲音及心意給他們。不管是寫信或打電話，只要能力所及便儘量勤問候。想要活下去的意志及勇氣，雖然可以由老年人自己由心中產生，但老年人心中的不踏實及不安會比別人多一倍，這便是老年人的心理。

正如遊艇的帆桅一樣，他們希望像以支柱牢牢地支撐的帆桅，也有人作支撐。因為有支柱，所以帆桅會牢牢地豎立著，而張開的帆也能對抗風浪。為了使單獨一人生活的老年人，能在大海般的生活中張帆航行，希望周圍的人都能成為他很牢靠的支柱。

15 將老人看護當作是對保護者的酬謝

幼小時，我們都受到父母的愛護而長大成人。長大之後離開父母的保護，而忙於自己的事情時，父母的年齡也一天天地增加，當我們回過頭發現保護者的立場已經逆轉，父母開始需要我們的愛護時，是否對老人看護有另一番看法呢？自己被保護、養育的歲月——如果到大學畢業為止應有二十二年。

在這段歲月裡逐漸老去的父母及公婆，應由自己負起看護的任務。根據一九八九年的國民生活基礎調查，現在每個家庭平均有三・一人，且一直持續著中產階級、核心家庭化的現象，但另一方面，有六十五歲以上老年人的家庭居然佔全部家庭的二七・三％，而且共有一〇七七萬四千個家庭之多。其中的一四・八％，也就是一五九萬二千個家庭，據說是老年人單獨一人生活。如果從六十五歲以上的老年人來看，只有老夫婦兩人的家庭是二五・五％，而兩代住在一起的比率的六十％。

換言之，十人中有六人是某種型態和自己的子女住在一起（即使沒有住在一起，孩子所住的地方在同一地區內佔一二・一％，在鄰近地區佔二一・五％，而父母的年齡愈高，此一比率就愈高）。

預估今後的高齡，會以加速度增加，即使現在預先想像我們十年後，不，三十年後，這種現象也只會有增無減。再加上支持、奉養高齡者的子女數減少了，未來的生活型態可見一斑。

因此，無論年老的一代或年輕的一代，都必須尋求自己現在及未來的生活方式。實際上的看護，並不是克服目前狀況的作業，希望每個人都將它視為從家庭的現場衍生出的高齡社會問題，瞭解其問題所在。

因為，在家看護的做法，以及其支援體制、設施問題、醫療和經濟問題、居住的地方及生活方式、對子女的教育問題等等，這些廣而大的問題的原點便是看護。

大展出版社有限公司	圖書目錄
地址：台北市北投區11204 致遠一路二段12巷1號 郵撥： 0166955～1	電話：(02) 8236031 8236033 傳眞：(02) 8272069

•法律專欄連載•電腦編號58

台大法學院 法律學系／策劃
法律服務社／編著

①別讓您的權利睡著了1	180元
②別讓您的權利睡著了2	180元

•婦 幼 天 地•電腦編號16

①八萬人減肥成果	黃靜香譯	150元
②三分鐘減肥體操	楊鴻儒譯	130元
③窈窕淑女美髮秘訣	柯素娥譯	130元
④使妳更迷人	成 玉譯	130元
⑤女性的更年期	官舒妍編譯	130元
⑥胎內育兒法	李玉瓊編譯	120元
⑦愛與學習	蕭京凌編譯	120元
⑧初次懷孕與生產	婦幼天地編譯組	180元
⑨初次育兒12個月	婦幼天地編譯組	180元
⑩斷乳食與幼兒食	婦幼天地編譯組	180元
⑪培養幼兒能力與性向	婦幼天地編譯組	180元
⑫培養幼兒創造力的玩具與遊戲	婦幼天地編譯組	180元
⑬幼兒的症狀與疾病	婦幼天地編譯組	180元
⑭腿部苗條健美法	婦幼天地編譯組	150元
⑮女性腰痛別忽視	婦幼天地編譯組	130元
⑯舒展身心體操術	李玉瓊編譯	130元
⑰三分鐘臉部體操	趙薇妮著	120元
⑱生動的笑容表情術	趙薇妮著	120元
⑲心曠神怡減肥法	川津祐介著	130元
⑳內衣使妳更美麗	陳玄茹譯	130元

•青 春 天 地•電腦編號17

①A血型與星座	柯素娥編譯	120元

②B血型與星座	柯素娥編譯	120元
③O血型與星座	柯素娥編譯	120元
④AB血型與星座	柯素娥編譯	120元
⑤青春期性教室	呂貴嵐編譯	130元
⑥事半功倍讀書法	王毅希編譯	130元
⑦難解數學破題	宋釗宜編譯	130元
⑧速算解題技巧	宋釗宜編譯	130元
⑨小論文寫作秘訣	林顯茂編譯	120元
⑩視力恢復！超速讀術	江錦雲譯	130元
⑪中學生野外遊戲	熊谷康編著	120元
⑫恐怖極短篇	柯素娥編譯	130元
⑬恐怖夜話	小毛驢編譯	130元
⑭恐怖幽默短篇	小毛驢編譯	120元
⑮黑色幽默短篇	小毛驢編譯	120元
⑯靈異怪談	小毛驢編譯	130元
⑰錯覺遊戲	小毛驢編譯	130元
⑱整人遊戲	小毛驢編譯	120元
⑲有趣的超常識	柯素娥編譯	130元
⑳哦！原來如此	林慶旺編譯	130元
㉑趣味競賽100種	劉名揚編譯	120元
㉒數學謎題入門	宋釗宜編譯	150元
㉓數學謎題解析	宋釗宜編譯	150元
㉔透視男女心理	林慶旺編譯	120元
㉕少女情懷的自白	李桂蘭編譯	120元
㉖由兄弟姊妹看命運	李玉瓊編譯	130元
㉗趣味的科學魔術	林慶旺編譯	150元
㉘趣味的心理實驗室	李燕玲編譯	150元
㉙愛與性心理測驗	小毛驢編譯	130元
㉚刑案推理解謎	小毛驢編譯	130元
㉛偵探常識推理	小毛驢編繹	130元

•健 康 天 地•電腦編號18

①壓力的預防與治療	柯素娥編譯	130元
②超科學氣的魔力	柯素娥編譯	130元
③尿療法治病的神奇	中尾良一著	130元
④鐵證如山的尿療法奇蹟	廖玉山譯	120元
⑤一日斷食健康法	葉慈容編譯	120元
⑥胃部強健法	陳炳崑譯	120元
⑦癌症早期檢查法	廖松濤譯	130元

⑧老人痴呆症防止法　柯素娥編譯　130元
⑨松葉汁健康飲料　陳麗芬編譯　130元

•超現實心理講座•電腦編號22

①超意識覺醒法　詹蔚芬編譯　130元
②護摩秘法與人生　劉名揚編譯　130元
③秘法！超級仙術入門　陸　明譯　150元

•心 靈 雅 集•電腦編號00

①禪言佛語看人生　松濤弘道著　150元
②禪密教的奧秘　葉逯謙譯　120元
③觀音大法力　田口日勝著　120元
④觀音法力的大功德　田口日勝著　120元
⑤達摩禪106智慧　劉華亭編譯　150元
⑥有趣的佛教研究　葉逯謙編譯　120元
⑦夢的開運法　蕭京凌譯　130元
⑧禪學智慧　柯素娥編譯　130元
⑨女性佛教入門　許俐萍譯　110元
⑩佛像小百科　心靈雅集編譯組　130元
⑪佛教小百科趣談　心靈雅集編譯組　120元
⑫佛教小百科漫談　心靈雅集編譯組　150元
⑬佛教知識小百科　心靈雅集編譯組　150元
⑭佛學名言智慧　松濤弘道著　180元
⑮釋迦名言智慧　松濤弘道著　180元
⑯活人禪　平田精耕著　120元
⑰坐禪入門　柯素娥編譯　120元
⑱現代禪悟　柯素娥編譯　130元
⑲道元禪師語錄　心靈雅集編譯組　130元
⑳佛學經典指南　心靈雅集編譯組　130元
㉑何謂「生」　阿含經　心靈雅集編譯組　130元
㉒一切皆空　般若心經　心靈雅集編譯組　130元
㉓超越迷惘　法句經　心靈雅集編譯組　130元
㉔開拓宇宙觀　華嚴經　心靈雅集編譯組　130元
㉕真實之道　法華經　心靈雅集編譯組　130元
㉖自由自在　涅槃經　心靈雅集編譯組　130元
㉗沈默的教示　維摩經　心靈雅集編譯組　130元
㉘開通心眼　佛語佛戒　心靈雅集編譯組　130元
㉙揭秘寶庫　密教經典　心靈雅集編譯組　130元
㉚坐禪與養生　廖松濤譯　110元

㉛釋尊十戒	柯素娥編譯	120元
㉜佛法與神通	劉欣如編著	120元
㉝悟（正法眼藏的世界）	柯素娥編譯	120元
㉞只管打坐	劉欣如編譯	120元
㉟喬答摩・佛陀傳	劉欣如編著	120元
㊱唐玄奘留學記	劉欣如編譯	120元
㊲佛教的人生觀	劉欣如編譯	110元
㊳無門關（上卷）	心靈雅集編譯組	150元
㊴無門關（下卷）	心靈雅集編譯組	150元
㊵業的思想	劉欣如編著	130元
㊶		

・經 營 管 理・電腦編號01

◎創新經營管理六十六大計（精）	蔡弘文編	780元
①如何獲取生意情報	蘇燕謀譯	110元
②經濟常識問答	蘇燕謀譯	130元
③股票致富68秘訣	簡文祥譯	100元
④台灣商戰風雲錄	陳中雄著	120元
⑤推銷大王秘錄	原一平著	100元
⑥新創意・賺大錢	王家成譯	90元
⑦工廠管理新手法	琪　輝著	120元
⑧奇蹟推銷術	蘇燕謀譯	100元
⑨經營參謀	柯順隆譯	120元
⑩美國實業24小時	柯順隆譯	80元
⑪撼動人心的推銷法	原一平著	120元
⑫高竿經營法	蔡弘文編	120元
⑬如何掌握顧客	柯順隆譯	150元
⑭一等一賺錢策略	蔡弘文編	120元
⑮世界經濟戰爭	約翰・渥洛諾夫著	120元
⑯成功經營妙方	鐘文訓著	120元
⑰一流的管理	蔡弘文編	150元
⑱外國人看中韓經濟	劉華亭譯	150元
⑲企業不良幹部群相	琪輝編著	120元
⑳突破商場人際學	林振輝編著	90元
㉑無中生有術	琪輝編著	140元
㉒如何使女人打開錢包	林振輝編著	100元
㉓操縱上司術	邑井操著	90元
㉔小公司經營策略	王嘉誠著	100元
㉕成功的會議技巧	鐘文訓編譯	100元
㉖新時代老闆學	黃柏松編著	100元

㉗如何創造商場智囊團	林振輝編譯	150元
㉘十分鐘推銷術	林振輝編譯	120元
㉙五分鐘育才	黃柏松編譯	100元
㉚成功商場戰術	陸明編譯	100元
㉛商場談話技巧	劉華亭編譯	120元
㉜企業帝王學	鐘文訓譯	90元
㉝自我經濟學	廖松濤編譯	100元
㉞一流的經營	陶田生編著	120元
㉟女性職員管理術	王昭國編譯	120元
㊱ＩＢＭ的人事管理	鐘文訓編譯	150元
㊲現代電腦常識	王昭國編譯	150元
㊳電腦管理的危機	鐘文訓編譯	120元
㊴如何發揮廣告效果	王昭國編譯	150元
㊵最新管理技巧	王昭國編譯	150元
㊶一流推銷術	廖松濤編譯	120元
㊷包裝與促銷技巧	王昭國編譯	130元
㊸企業王國指揮塔	松下幸之助著	120元
㊹企業精銳兵團	松下幸之助著	120元
㊺企業人事管理	松下幸之助著	100元
㊻華僑經商致富術	廖松濤編譯	130元
㊼豐田式銷售技巧	廖松濤編譯	120元
㊽如何掌握銷售技巧	王昭國編著	130元
㊾一分鐘推銷員	廖松濤譯	90元
㊿洞燭機先的經營	鐘文訓編譯	150元
51ＩＢＭ成功商法	巴克・羅傑斯著	130元
52新世紀的服務業	鐘文訓編譯	100元
53成功的領導者	廖松濤編譯	120元
54女推銷員成功術	李玉瓊編譯	130元
55ＩＢＭ人才培育術	鐘文訓編譯	100元
56企業人自我突破法	黃琪輝編著	150元
57超級經理人	羅拔・海勒著	100元
58財富開發術	蔡弘文編著	130元
59成功的店舖設計	鐘文訓編著	150元
60靈巧者成功術	鐘文訓編譯	150元
61企管回春法	蔡弘文編著	130元
62小企業經營指南	鐘文訓編譯	100元
63商場致勝名言	鐘文訓編譯	150元
64迎接商業新時代	廖松濤編譯	100元
65透視日本企業管理	廖松濤　譯	100元
66新手股票投資入門	何朝乾　編	150元
67上揚股與下跌股	何朝乾編譯	150元

㊳股票速成學	何朝乾編譯	180元
⑥⑨理財與股票投資策略	黃俊豪編著	180元
⑦⓪黃金投資策略	黃俊豪編著	180元
⑦①厚黑管理學	廖松濤編譯	180元
⑦②股市致勝格言	呂梅莎編譯	180元
⑦③透視西武集團	林谷燁編譯	150元
⑦④推銷改變我的一生	柯素娥　譯	120元
⑦⑤推銷始於被拒	盧媚璟　譯	120元
⑦⑥巡迴行銷術	陳蒼杰譯	150元
⑦⑦推銷的魔術	王嘉誠譯	120元
⑦⑧60秒指導部屬	周蓮芬編譯	150元
⑦⑨精銳女推銷員特訓	李玉瓊編譯	130元
⑧⓪企劃、提案、報告圖表的技巧	鄭　汶　譯	180元
⑧①海外不動產投資	許達守編譯	150元
⑧②八百伴的世界策略	李玉瓊譯	150元
⑧③服務業品質管理	吳宜芬譯	180元
⑧④零庫存銷售	黃東謙編譯	150元
⑧⑤三分鐘推銷管理	劉名揚編譯	150元
⑧⑥推銷大王奮鬥史	原一平著	150元
⑧⑦豐田汽車的生產管理	林谷燁編譯	元

・成功寶庫・電腦編號02

①上班族交際術	江森滋著	100元
②拍馬屁訣竅	廖玉山編譯	110元
③一分鐘適應法	林曉陽譯	90元
④聽話的藝術	歐陽輝編譯	110元
⑤人心透視術	多湖輝著	100元
⑥克服逆境的智慧	廖松濤　譯	100元
⑦不可思議的人性心理	多湖輝　著	120元
⑧成功的人生哲學	劉明和　譯	120元
⑨求職轉業成功術	陳　義編著	110元
⑩上班族禮儀	廖玉山編著	120元
⑪接近心理學	李玉瓊編著	100元
⑫創造自信的新人生	廖松濤編著	120元
⑬卡耐基的人生指南	林曉鐘編譯	120元
⑭上班族如何出人頭地	廖松濤編著	100元
⑮神奇瞬間瞑想法	廖松濤編譯	100元
⑯人生成功之鑰	楊意苓編著	150元
⑰當一個享受成功的人	戴恆雄編著	100元
⑱潛在心理術	多湖輝　著	100元

⑲給企業人的諍言	鐘文訓編著	120元
⑳企業家自律訓練法	陳　義編譯	100元
㉑上班族妖怪學	廖松濤編著	100元
㉒猶太人縱橫世界的奇蹟	孟佑政編著	110元
㉓訪問推銷術	黃靜香編著	130元
㉔改運的秘訣	吳秀美　譯	120元
㉕你是上班族中強者	嚴思圖編著	100元
㉖向失敗挑戰	黃靜香編著	100元
㉗成功心理學	陳蒼杰　譯	100元
㉘墨菲成功定律	吳秀美　譯	130元
㉙機智應對術	李玉瓊編著	130元
㉚成功頓悟100則	蕭京凌編譯	130元
㉛掌握好運100則	蕭京凌編譯	110元
㉜知性幽默	李玉瓊編譯	130元
㉝熟記對方絕招	黃靜香編譯	100元
㉞男性成功秘訣	陳蒼杰編譯	130元
㉟超越巔峯者	C・加菲爾德著	130元
㊱業務員成功秘方	李玉瓊編著	120元
㊲察言觀色的技巧	劉華亭編著	130元
㊳一流領導力	施義彥編譯	120元
㊴一流說服力	李玉瓊編著	130元
㊵30秒鐘推銷術	廖松濤編譯	120元
㊶猶太成功商法	周蓮芬編譯	120元
㊷尖端時代行銷策略	陳蒼杰編著	100元
㊸顧客管理學	廖松濤編著	100元
㊹如何使對方說Yes	程　羲編著	150元
㊺如何提高工作效率	劉華亭編著	150元
㊻企業戰術必勝法	黃靜香編著	130元
㊼上班族口才學	楊鴻儒譯	120元
㊽上班族新鮮人須知	程　羲編著	120元
㊾如何左右逢源	程　羲編著	130元
㊿語言的心理戰	多湖輝著	130元
51扣人心弦演說術	劉名揚編著	120元
52八面玲瓏成功術	陳　義譯	130元
53如何增進記憶力、集中力	廖松濤譯	130元
54頂尖領導人物	陳蒼杰譯	120元
55性惡企業管理學	陳蒼杰譯	130元
56自我啟發200招	楊鴻儒編著	150元
57做個傑出女職員	劉名揚編著	130元
58靈活的集團營運術	楊鴻儒編著	120元
59必勝交涉強化法	陳蒼杰譯	120元

國立中央圖書館出版品預行編目資料

老人看護指南／柯素娥編譯　--初版　--臺北
市：大展，民83
面；　　公分　--（健康天地；13）
ISBN 957-557-427-3（平裝）

1. 老人科

417.72　　　　83000434

ISBN 957-557-427-3

老人看護指南

編譯者／柯　素　娥
發行人／蔡　森　明
出版者／大展出版社有限公司
社　址／台北市北投區（石牌）
致遠一路二段12巷1號
電　話／（02）8236031・8236033
傳　眞／（02）8272069
郵政劃撥／0166955－1
登記證／局版臺業字第2171號

法律顧問／劉　鈞　男　律師
承印者／國順圖書印刷公司
裝　訂／嶸興裝訂有限公司
排版者／千賓電腦打字有限公司
電　話／（02）8836052
初　版／1994年（民83年）2月
定　價／150元

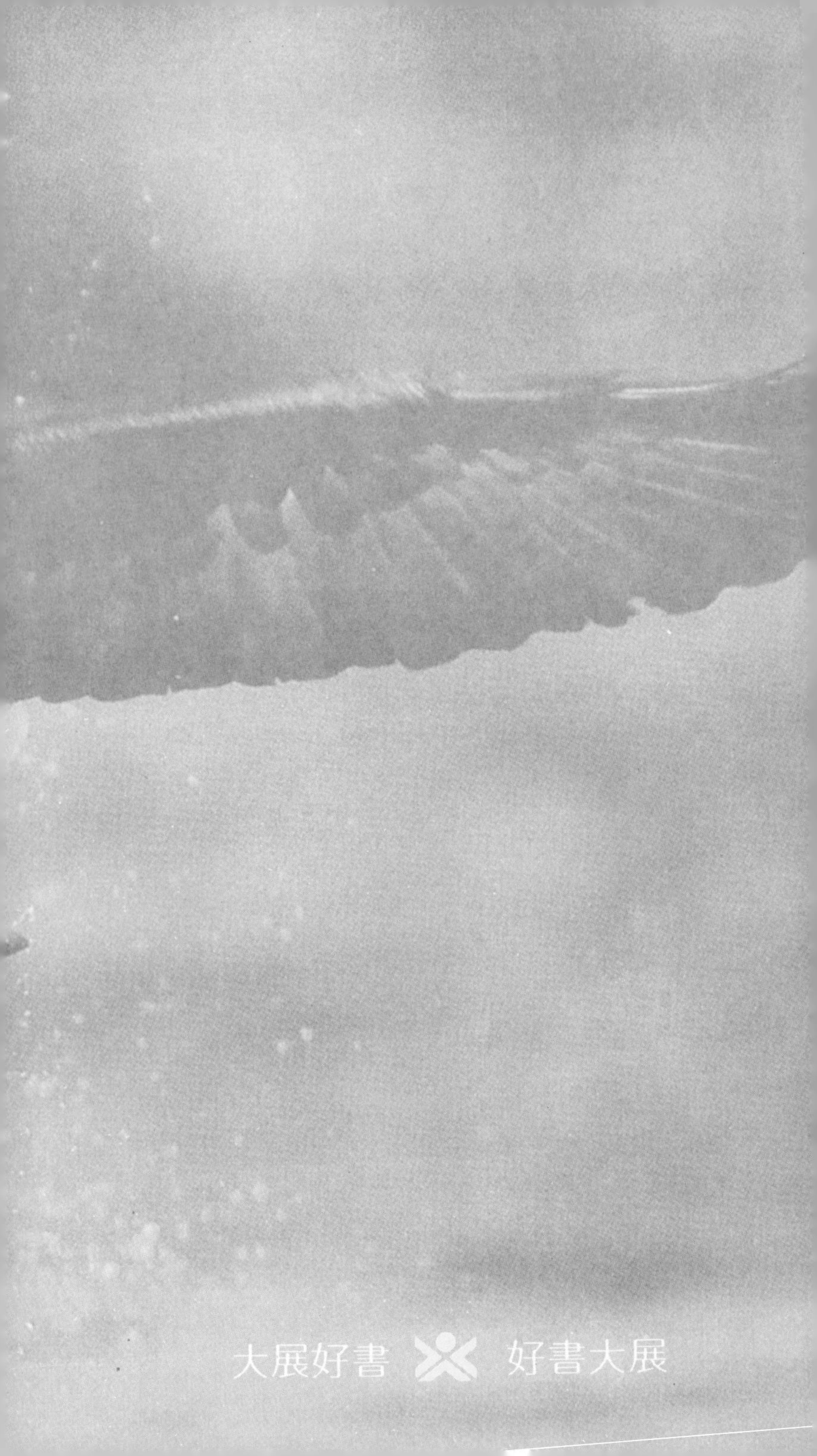

大展好書 好書大展